VOTRE SANTÉ PAR LES PLANTES

Le guide phyto utile pour toute la famille

C'est naturel, c'est ma santé

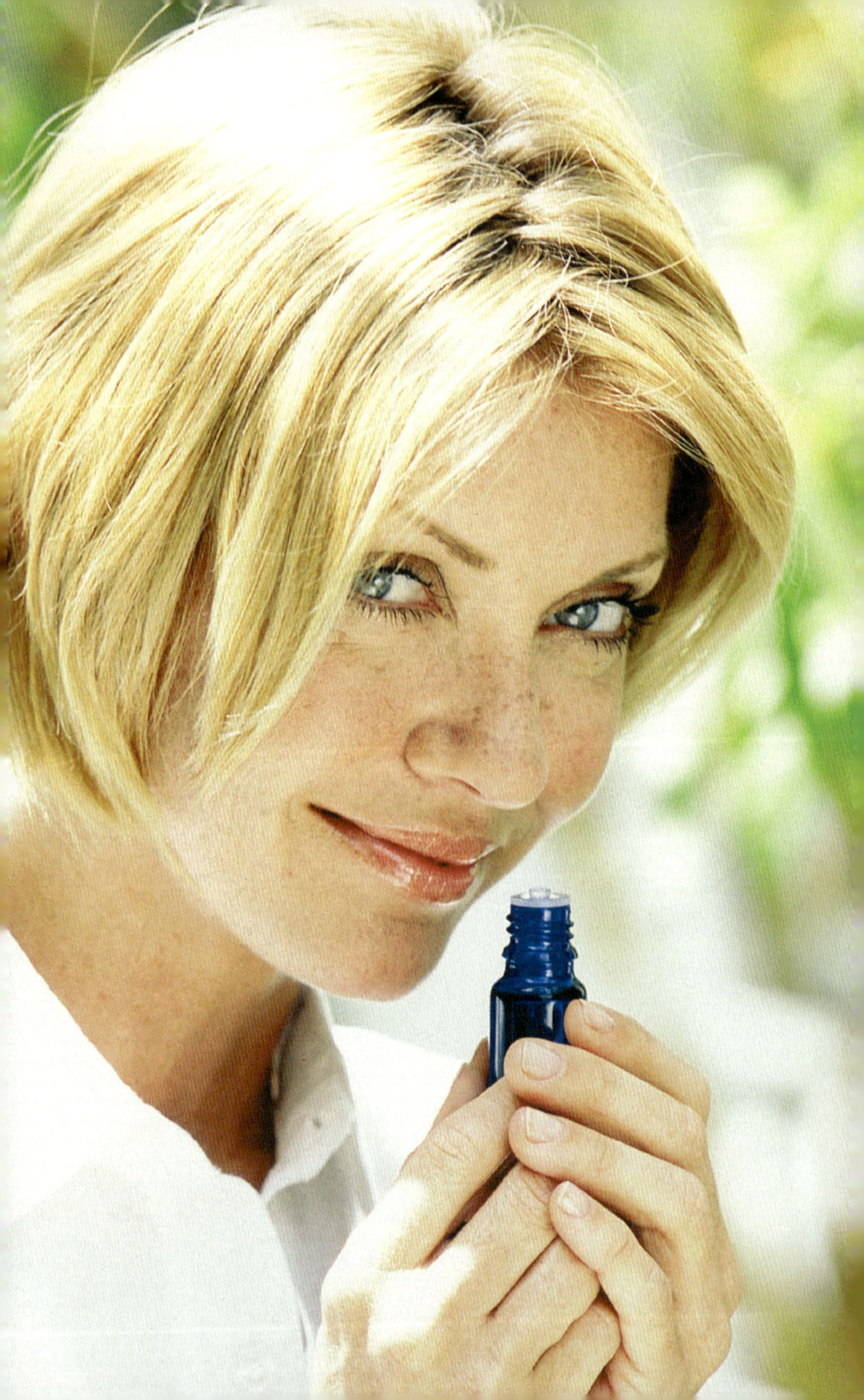

VOTRE SANTÉ PAR LES PLANTES

Le guide phyto utile pour toute la famille

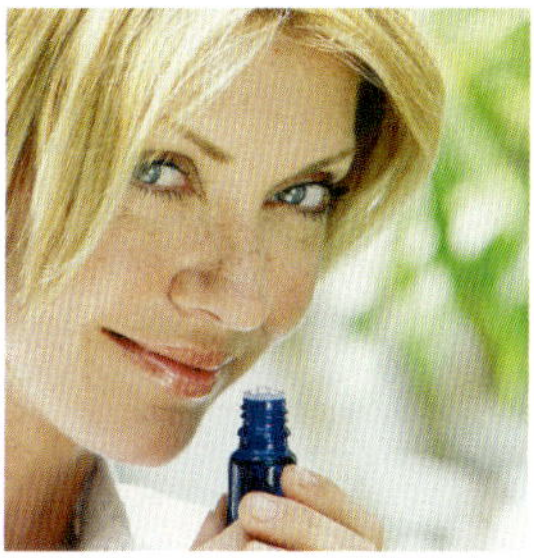

Dr Daniel Scimeca
Dr Max Tétau

Editions Alpen

Alpen Éditions
Pastor Center
7, rue du Gabian
98000 Monaco

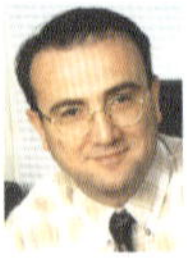

Dr Daniel Scimeca
Président d'honneur du syndicat de la médecine homéopathique, le Dr Daniel Scimeca est homéopathe, phytothérapeute et sophrologue. Directeur d'enseignement à la Société médicale de biothérapie, il est l'auteur de nombreuses publications dont un ouvrage sur la fatigue dans cette même collection.

Du même auteur dans cette collection :
Plus jamais fatigué ! Alpen Éditions, Monaco, 2002.

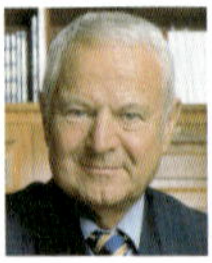

Dr Max Tétau
Le Dr Max Tétau pratique couramment depuis de nombreuses années homéopathie et phytothérapie à Paris. Il est le rédacteur en chef des *Cahiers de Biothérapie* et l'auteur de nombreux ouvrages consacrés à l'utilisation des plantes en médecine. Il préside la Société médicale de biothérapie, les Fédérations nationale et internationale d'homéopathie et la Fédération internationale de phytothérapie. Par les nombreux travaux scientifiques qu'il a consacré à ces disciplines, il fait autorité dans le monde des médecines complémentaires.

Du même auteur dans cette collection :
Articulations : votre ordonnance naturelle. Alpen Éditions, Monaco, 2002.

Collection dirigée par :
Thierry Souccar,
assisté d'Elvire Nérin

Crédits photos :
Corel Photo, Good Shoot, Photo Alto, Photo Disc, Stockbyte, Image More, Image Source

Dépôt légal : 1er semestre 2004
ISBN : 2-914923-16-3

AVERTISSEMENT

Les informations contenues dans ce livre ne peuvent pas remplacer un avis autorisé. Avant toute automédication, consultez un médecin ou un pharmacien qualifié.

Dans la collection "C'est naturel, c'est ma santé" :

- *Articulations : votre ordonnance naturelle*
- *Dites non au cholestérol*
- *Docteur, c'est la prostate ?*
- *Éliminez le sel, retrouvez la forme !*
- *Ginseng : mille ans de bienfaits*
- *Je nourris mon enfant*
- *La diététique du diabète*
- *La nouvelle ménopause*
- *La nouvelle minceur*
- *Les nouvelles plantes qui soignent*
- *Les secrets de santé du thé*
- *Maigrir selon vos hormones*
- *Mémoire totale*
- *Millepertuis : antidépresseur naturel*
- *Peau programme jeunesse*
- *Plus jamais fatigué !*
- *Programme jambes légères*
- *Victoire sur l'arthrose*
- *Vitaminez votre vie*

TABLE DES MATIÈRES

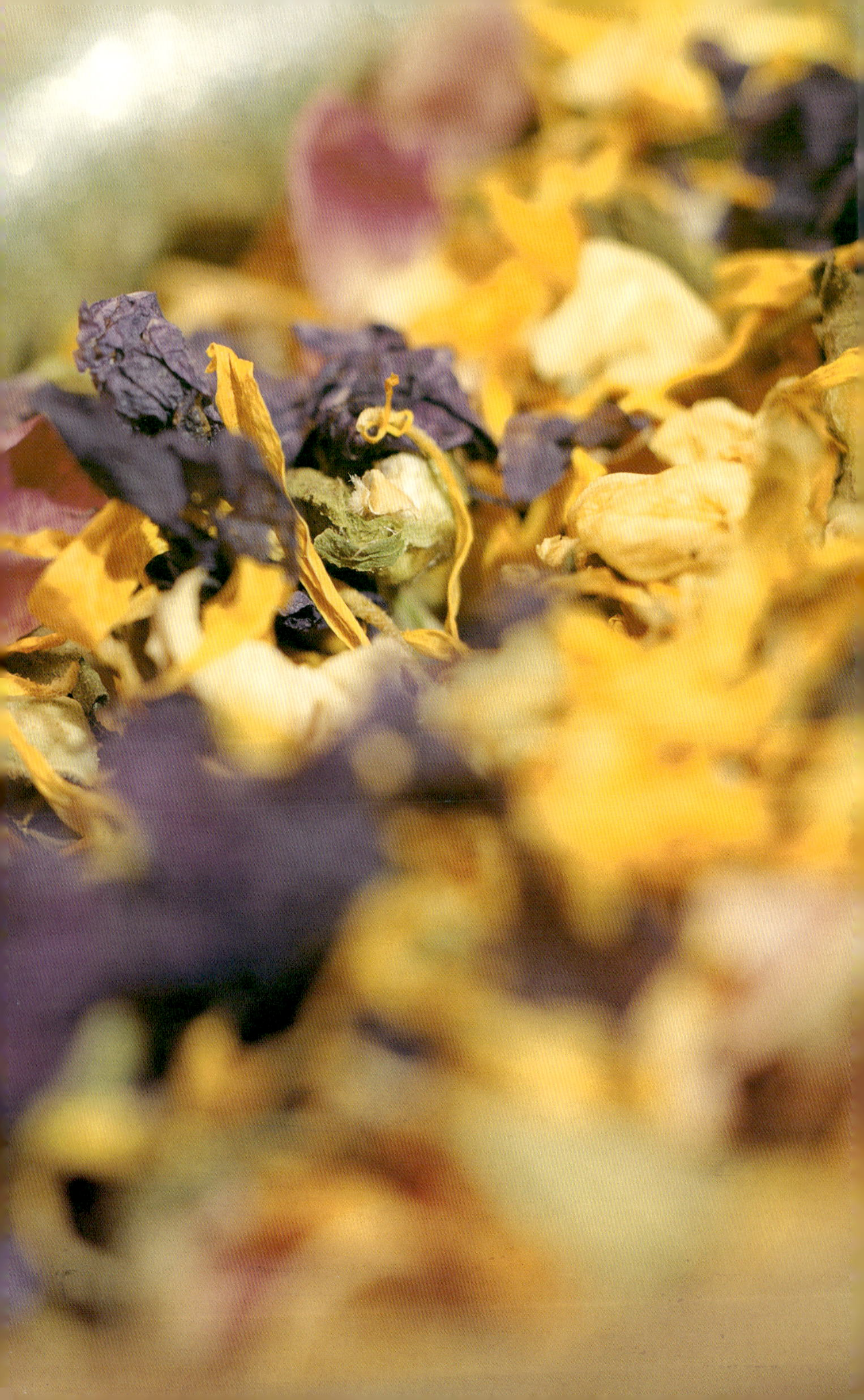

TABLE DES MATIÈRES

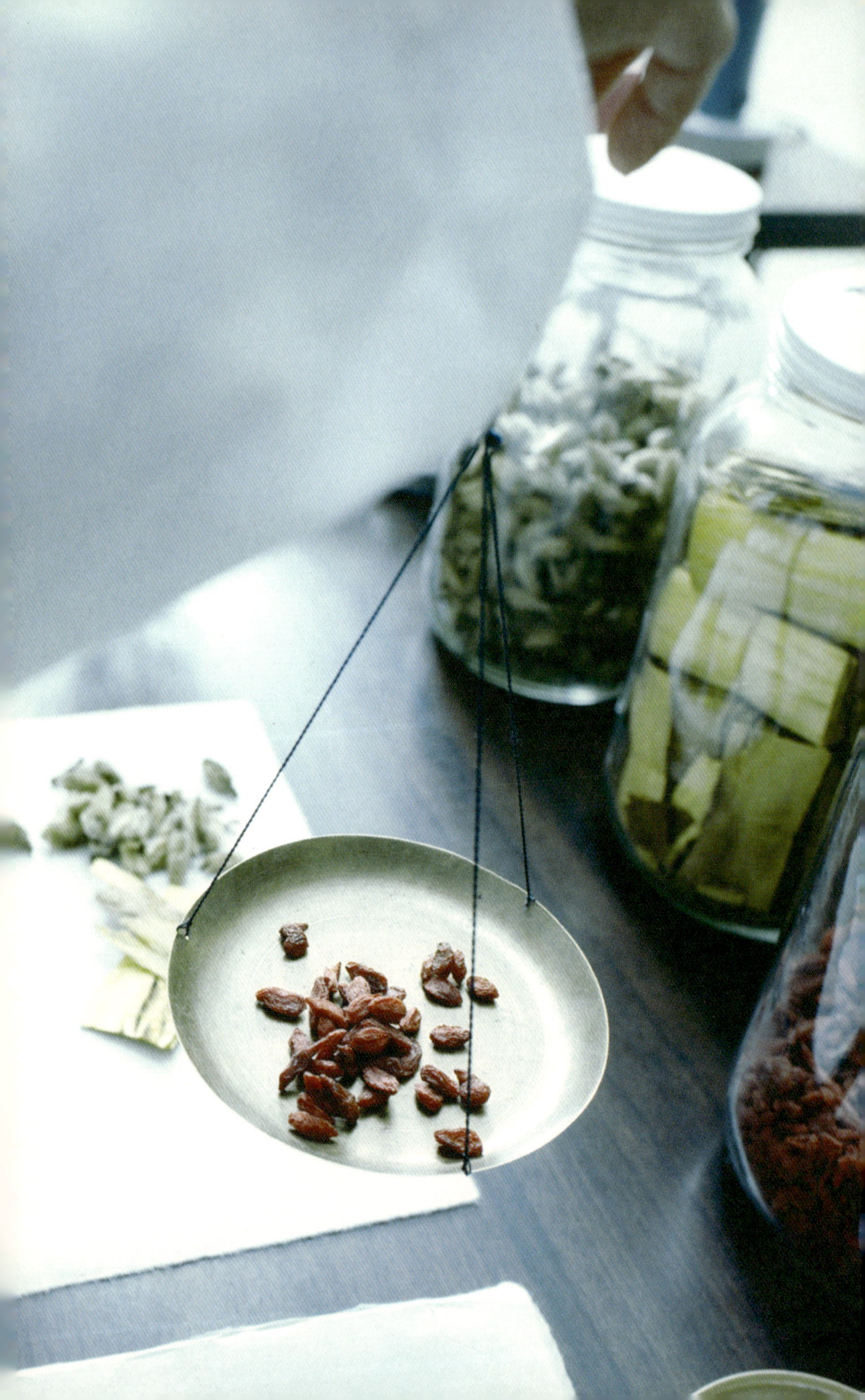

LA PHYTOTHÉRAPIE, C'EST QUOI ?

La phytothérapie désigne la médecine par les plantes.

La phytothérapie, c'est l'emploi de médicaments végétaux pour soigner les différents maux dont vous pouvez être victime. On utilise ainsi fleurs, feuilles, racines voire plantes entières cueillies dans la nature environnante, mises en œuvre sous forme de tisanes, de gélules, de teintures mères homéopathiques, d'extraits.

La phytothérapie occupe une place très importante dans l'art médical de notre époque, qu'elle soit prescrite par un médecin phytothérapeute ou prise spontanément en automédication sur les conseils de votre pharmacien ou après lecture d'un guide sérieux et documenté.

Il est évident que l'automédication est toujours risquée car chacun d'entre nous n'est peut-être pas le mieux placé pour diagnostiquer avec précision le mal dont il est victime et le médicament adéquat. Dès que les choses traînent un peu ou prennent un tour préoccupant vous ne devez jamais hésiter à consulter votre médecin.

La rançon de la médecine moderne

La médecine est Une et dispose de nombreux moyens pour traiter la maladie. La médecine basée sur les chimiothérapies et la pratique hospitalière a fait d'énormes progrès. Les antibiotiques qui ont été mis au point, ont sauvé bien des vies. Les vaccins ont permis d'éradiquer des épidémies autrefois meurtrières. Grâce à la découverte des hormones que l'on a appris ensuite à synthétiser, on traite aujourd'hui des diabètes insulino-dépendants, des insuffisances thyroïdiennes pouvant avoir des conséquences gravissimes. L'insuffisance cardiaque, l'insuffisance rénale bénéficient de cardiotoniques et diurétiques modernes. De nouvelles chimiothérapies apparaissent qui permettent de stopper et parfois de guérir des maladies effroyables comme les cancers, la tuberculose, le sida.

Des anesthésies de plus en plus raffinées conduisent à réaliser des interventions chirurgicales délicates, longues et compliquées. Tout cela a une rançon. La médecine moderne bute sur la notion de la toxicité, du iatrogène.

Les antibiotiques, trop largement dispensés, ont engendré des résistances bactériennes les rendant inefficaces dans certaines maladies infectieuses.

Le traitement hormonal substitutif de la ménopause, prôné systématiquement par les gynécologues révèle au-delà de 5 ans des dangers : augmentation du risque de cancer du sein, augmentation du risque d'accident vasculaire cérébral.

Les règlements deviennent de plus en plus stricts quant à la conduite automobile. L'alcool est à juste titre traqué sans pitié. Mais la prise au long cours de tranquillisants, de somnifères, d'antihistaminiques modifient nos réflexes de conducteurs. Des recommandations informant les consommateurs sont déjà formulées, mais tôt ou tard une réglementation sera imposée.
En fait, pas plus de 10 à 20 % des pathologies justifient de telles médications. Il s'agit de maladies graves mettant en jeu parfois le pronostic vital.
80 % de la pathologie courante relève d'une médecine fonctionnelle mettant en œuvre des médicaments doux qui rééquilibrent le jeu des systèmes nerveux sympathique et parasympathique, stimulent les éliminations de l'organisme et s'adaptent avec finesse au but poursuivi.

Cibler le fonctionnel ne signifie pas minorer les troubles ressentis par le patient car le fonctionnel précède toujours le lésionnel. Tel anxieux consultant pendant des années pour ses douleurs ressenties au niveau du cœur, aux électrocardiogrammes rassurants, finira par faire son infarctus. Tel autre souffrant du ventre, de spasme, irrégulier dans son transit, colitique, aux coloscopies rassurantes, décompensera un jour dans une tumeur à opérer.

Les grands médicaments viennent des plantes

La morphine, antalgique majeur, est extraite de l'opium, suc du pavot blanc ; l'aspirine, après synthèse, provient du saule blanc. La quinine, anti-malarique universel, provient du quinquina ; le taxotère et la vincristine anticancéreux viennent de l'if et de la pervenche de Madagascar.
La digitale fournit la digitaline, cardiotonique indispensable ; la belladonne : l'atropine, l'ipéca : l'émétine anti-dysentérique.
Les antibiotiques sont issus de cultures de micro-champignons, *Penicillum streptomyces*.

Traiter sans intoxiquer

La phytothérapie est un des moyens à utiliser en alternative pour traiter sans intoxiquer. Elle permet de réaliser des traitements individualisés. Il n'y a pas de maladies, il n'y a que des malades. Par la multiplicité des plantes, tenant compte des affinités locales géographiques, de la réactivité particulière de chacun, les phytothérapeutes peuvent établir des ordonnances parfaitement adaptées au cas particulier des malades à traiter.

Cet allergique recevra du plantain et cet autre du cassis. Telle femme à la ménopause se trouvera bien avec du soja, telle autre de la myrtille. Le modeste coquelicot calmera les angoisses de l'un, la fleur d'aubépine apaisera les nerfs de l'autre.

La médecine moderne est indispensable mais il y a place à ses côtés pour d'autres méthodes thérapeutiques. Les plantes sont là qui parfois font des miracles.

LES PLANTES ONT UNE HISTOIRE

La médecine par les plantes est vieille comme le monde. Dès l'origine, nos lointains ancêtres ont cherché dans cet océan végétal nous baignant de tous côtés, le remède à leur souffrance.

En témoignent les tablettes babyloniennes trouvées à Nippur datant de plus de 3000 av. J.-C. et le papyrus égyptien découvert à Louxor par l'égyptologue allemand Georg Ebers. Ce document qui peut être daté de la VIe dynastie pharaonique, l'époque de Ramsès, soit environ vingt-quatre siècles avant notre ère, représente le plus ancien formulaire pharmaceutique connu répertoriant plus de 900 plantes avec leurs indications thérapeutiques. Le fenouil, la jusquiame, le genièvre, le thym, le lotus sont sélectionnés.

De l'Antiquité au Moyen-Âge

Hérodote cite avec émerveillement, lors de son voyage en Égypte, le temple d'Edfou consacré à Horus où les prêtres cultivaient un véritable jardin botanique. Le thym, le romarin y étaient à l'honneur. Le pavot, la jusquiame, la stramoine y figuraient déjà. La « *Collection Hippocratique* », plus de 25 volumes manuscrits rédigés par Hippocrate et ses disciples, contient des indications sur de nombreux végétaux méditerranéens et leurs applications pratiques. Des auteurs grecs reprendront ces données. Théophraste, 300 ans av. J.-C., rédige son traité « *Recherches sur les plantes* ». Le Codex de Dioscoride, médecin grec, daté du Ier siècle av. J.-C., décrit 600 plantes. Il restera en faveur jusqu'à la Renaissance. Les plantes figurent en bonne place dans l'arsenal thérapeutique romain. Ce sont surtout des plantes aromatiques appartenant à la famille des Labiées. Galien, établira de nombreuses formules longtemps en vigueur et sera le créateur de la « galénique » ou science des médicaments.

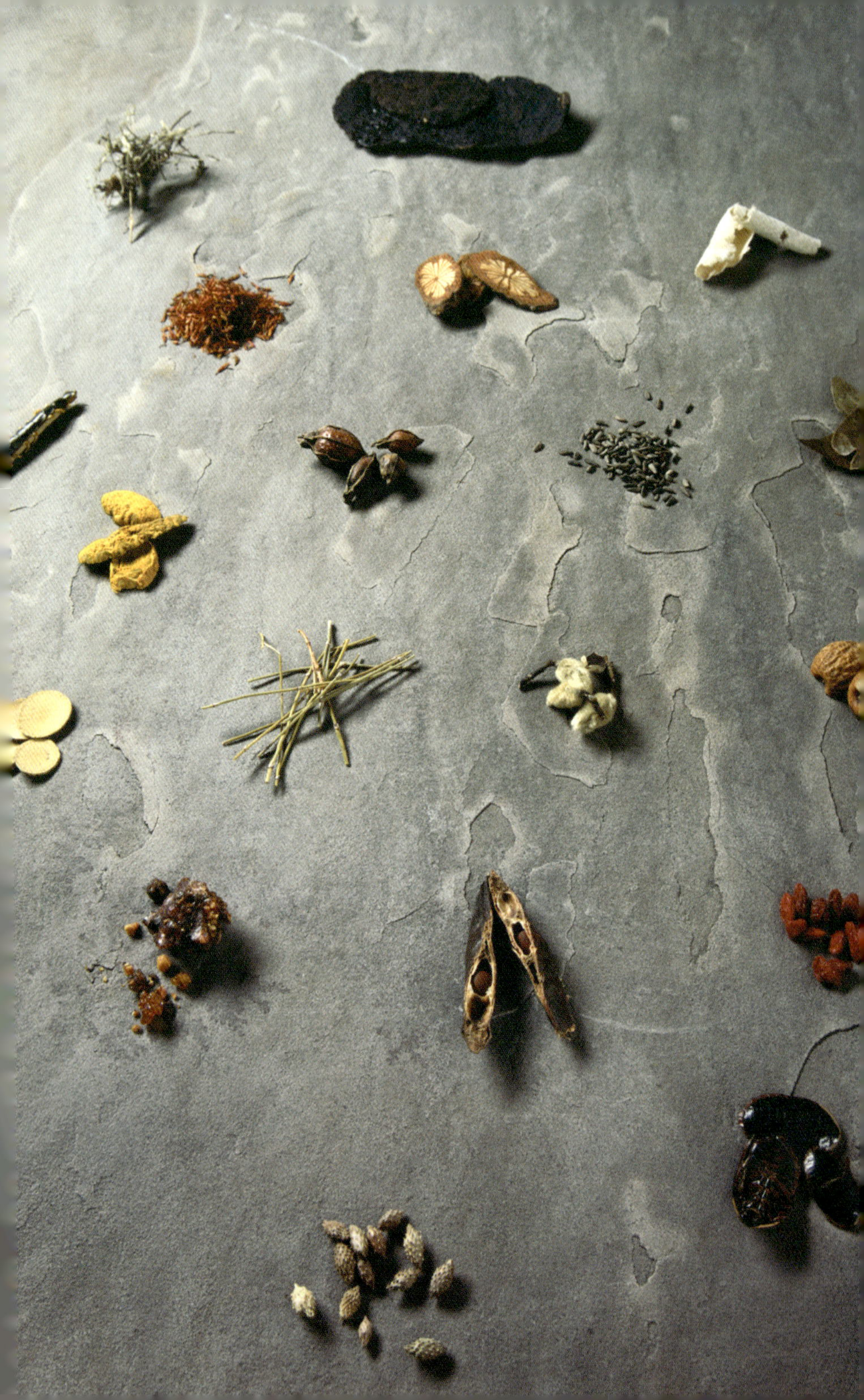

Les remèdes d'Hildegarde

Sainte Hildegarde introduira en thérapeutique l'arnica, si utile aux articulations, mais aussi la piloselle dont on connaît maintenant les vertus diurétiques, uricolytiques, bactériostatique.

Hildegarde préconise des bains, des emplâtres, des onguents à base de graisse de blaireau. Elle recommande, pour soulager les lombalgies, le port d'une ceinture en poils de blaireau et des frictions à l'huile de millepertuis.

Sainte Hildegarde illustre le Moyen-Âge. Cette femme de haute noblesse, entrée dans l'ordre bénédictin à 14 ans, devenue abbesse de l'abbaye bénédictine de Rupertsberg, près de Bingen, fut à la fois une mystique et sans doute la première femme médecin. Elle inscrira sa foi dans des musiques sublimes et sa science dans des traités remarquables. Elle rédige ainsi les quatre « Physica ». Elle étudie des centaines de plantes. Après elle, chaque monastère aura à cœur d'avoir son propre jardin botanique.

La doctrine des signatures

À la Renaissance arrive Paracelse Théophraste Bombast de Hohenheim, né en 1493, mort en 1541 à 48 ans. Il va rénover la médecine. Médecin, alchimiste, Paracelse brasse les analogies hermétiques qui unissent ce microcosme qu'est l'homme, au macrocosme infini qu'est l'univers. Tout ce qui est en bas est comme ce qui est en haut. La maladie naît du désaccord, de « l'antipathie » qui rompent le lien sacré de « sympathie » cosmique. Le minéral, le végétal contiennent en eux-mêmes toutes les clés de la santé. Il suffit de les reconnaître, en décryptant les « signes ». C'est la « doctrine des signatures ». Chaque plante salvatrice porte en elle ou sur elle la « signature » de la maladie qu'elle guérit. La tige de la prêle évoque en miniature notre colonne vertébrale. Elle est le remède des colonnes déminéralisées, déformées. Le saule s'incline vers la rivière. Il sera un remède du rhumatisme qui courbe le corps et s'aggrave à l'humidité. La chélidoine, l'hydrastis sécrètent un suc jaune. Ils traiteront la jaunisse. La fleur d'euphrasia ressemble à une pupille oculaire. La plante traitera l'œil défaillant, on l'appelle d'ailleurs « casse-lunettes ».

Naissance de la médecine scientifique

À partir du XVIIe siècle, avec l'introduction en Europe de nouvelles plantes, la médecine se dote d'outils d'analyse et d'évaluation qui subsistent encore aujourd'hui.

L'homéopathie : d'abord des plantes

Hahnemann en 1810 publie son extraordinaire « *Organon de l'Art de Guérir* ». Il y expose l'homéopathie qu'il vient d'inventer et les moyens d'expérimenter scientifiquement les médicaments sur l'homme grâce au jeu de la similitude. Par la dilution et la dynamisation, il extrait des plantes (les médicaments végétaux sont les plus nombreux dans la pharmacopée homépathique) une énergie remarquable pour l'activité thérapeutique. C'est ainsi que *Rhus tox.*, le sumac ; *Bryonia*, la bryone ; *Lycopodium*, le lycopode ; *Nux vomica*, la noix vomique ; *Thuya* deviennent de grands remèdes homéopathiques.

Au grand siècle, Louis XIV introduit la « Poudre de la Comtesse », poudre de quinquina, ramenée par les Conquistadores du Pérou, utile dans le traitement des fièvres des marais. Le cacao est également introduit à la Cour, puis le café dont le paquet fut offert au roi par Soliman Aga, ambassadeur de Turquie. Voltaire, plus tard, en consommera plus de vingt tasses par jour, au café « le Procope » à Paris. Enfin le thé, importé de Chine par les Hollandais vers 1666 arrive à Paris.

Les connaissances s'affinent, la médecine scientifique va naître. Nous sortons enfin de la Thériaque, baume miraculeux qui mélangeant tout visait à tout guérir. Thomas Sydenham se consacre en cette fin du XVIIe siècle à une étude approfondie des vertus analgésiques de l'opium. Il invente le fameux Laudanum.

À l'origine de l'homéopathie, Samuel Hahnemann définit les conditions de cueillette des plantes, les parties à employer, leur mise en œuvre sous forme de teinture mère préparée à partir de plantes fraîches.

Aux origines de la phytothérapie

Deux médecins français luttèrent au XIXe siècle pour restaurer l'emploi des plantes médicinales.

François-Joseph Cazin, médecin de campagne en Artésie, publie en 1847 un volumineux traité pratique et raisonné des plantes médicinales.

Le Dr Auguste Soins baptise en 1865 la médecine par les plantes du nom de « phytothérapie », du grec *phuton* : « plante », qui lui est resté.

Quand la chimie s'en mêle

À partir du XIXe siècle, un effort considérable est entrepris pour isoler les principes actifs contenus dans la plante. En 1806, la morphine est extraite de l'opium. Après avoir isolé l'émétine de l'ipéca (1817), la strychnine de la noix vomique (1818), les pharmaciens Pierre-Joseph Pelletier et Joseph-Bienaimé Caventou extraient en 1820 la quinine du quinquina, donnant au monde l'arme contre la malaria. Claude-Adolphe Nativelle isole de la digitale la digitaline qu'il obtient à l'état cristallisé (1869). C'est la grande époque de l'extraction des alcaloïdes, des drogues dites « héroïques » : atropine de la belladone, colchicine du colchique, hyoscyamine, aconitine, cocaïne, entres autres. L'usage des plantes médicinales totales tombe peu à peu en désuétude au profit du principe actif isolé. On pense ainsi obtenir une action plus nette, plus rapide, mieux ciblée. L'industrie chimique intervient inventant par synthèse des dérivés toujours plus actifs mais aussi plus toxiques.

Il faut attendre le XXe siècle pour que des médecins, désabusés par la toxicité de ces nouveaux remèdes, reviennent à l'usage des plantes entières, bien connues de la médecine populaire. Les travaux de l'école française de phytothérapie, avec, en tête le merveilleux Dr Henri Leclerc, et ceux que nous avons nous-mêmes menés, ont réactualisé l'emploi des plantes « naturelles » en médecine.

La médecine par les plantes a un avenir admirable. Si elle ne peut tout soigner, elle peut soigner beaucoup.

TOTUM CONTRE CHIMIE

Pourquoi les plantes sont-elles préférables chaque fois que cela est possible aux médicaments obtenus chimiquement ?

La réponse peut sembler évidente : parce que c'est plus naturel. Mais la nature ne nous est-elle pas parfois, et même souvent, hostile ? Les maladies ne sont-elles pas souvent naturelles, en tout cas les maladies génétiques comme l'hypertension et le diabète de type 1 qui vous tombent dessus par le hasard de la loterie génétique et sans que vous ne l'ayez mérité ?

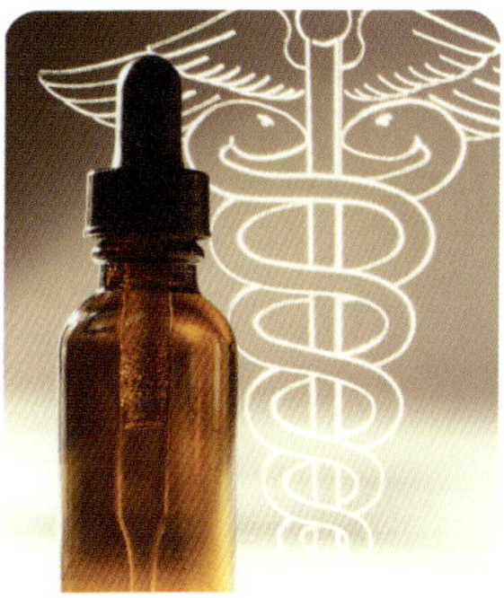

Deux bonnes raisons

Le culte du naturel, un peu romantique, n'est pas suffisant pour préférer les thérapeutiques « en harmonie avec la nature ». Il faut davantage et l'attrait pour le naturel ne doit effacer notre culture humaine, qui souvent s'oppose à la nature et qui nous fait mériter le nom de civilisés.

L'utilisation des plantes a nécessité des études minutieuses, empiriques durant plusieurs siècles puis scientifiques à l'époque moderne, pour être sûrs de leurs propriétés thérapeutiques et de leur innocuité. Il a donc fallu de la culture pour apprivoiser la nature, au sens propre comme au sens figuré.

Mais toutes les plantes, bien que « naturelles », ne sont pas toutes nos amies, loin s'en faut. Alors pourquoi préférer une plante à un produit chimique ?

Le produit obtenu chimiquement a deux propriétés qui le « dénaturent ». Il n'est pas lévogyre (comme les plantes) *(lire encadré page suivante)* et il a une action trop incisive contrairement à la plante qui agit par son *totum.*

Le vivant dévie la lumière vers la gauche

Le médicament chimique, synthétique, est composé de molécules qui font dévier la polarisation de la lumière vers la droite et d'autres qui font dévier la polarisation de la lumière vers la gauche. On dit qu'il est donc dextrogyre autant que lévogyre.

Or les produits actifs dans les plantes sont tous lévogyres car tout le système vivant est lévogyre. Cela est la conséquence de l'ADN (acide désoxyribonucléique) qui est à la base de la fabrication des gènes de tout le monde vivant (animaux, végétaux et mycètes) et qui est une double hélice. Tout ce qui est fabriqué à partir de cette hélice est lévogyre (cela est dû au sens de la lecture du code génétique).

Prendre une plante consiste donc à absorber des produits lévogyres pour agir sur notre propre corps, lui aussi lévogyre. Prendre de la chimie consiste à prendre aussi du dextrogyre qui n'est pas en phase avec notre corps.

Le secret des plantes : la synergie d'action

Le médicament chimique est purifié et composé d'une seule catégorie de molécules. Prendre de l'aspirine, c'est prendre des molécules d'acide acétylsalicylique et rien d'autre. Dans la plante (prenons le cas de l'écorce de saule qui contient justement de l'aspirine), il y a une myriade de molécules différentes qui agissent de façon harmonique. Certaines vont agir dans un sens (antidouleur ou anti-inflammatoire par exemple). D'autres vont agir pour adoucir cette action ou la moduler, ou encore protéger des effets secondaires éventuels. Au lieu d'une action unique et incisive, tranchante, on a avec la plante une action à la fois douce et profonde par la synergie de toutes ces substances différentes.

Dans notre jargon de phytothérapeute, on dit que c'est le *totum* de la plante qui agit : *totum* pour dire « toute » la plante, « toutes » les substances contenues dans la plante. C'est ce *totum* qui donne le génie ou l'esprit général de la plante.

TISANES OU GÉLULES ?

Comment utiliser les plantes ? C'est une question qui se pose dès lors que l'on s'intéresse à la phytothérapie.

Tisanes, gélules, solutions liquides, huiles essentielles, etc., il est très facile de s'y perdre et beaucoup de guides nous annoncent que le romarin est bon pour le foie, par exemple, mais sans nous en dire plus. Votre pharmacien (ou son préparateur) est l'allié le plus sûr pour vous guider dans ces méandres et présentations que nous appelons « formes galéniques » (en hommage au célèbre médecin grec Galien).

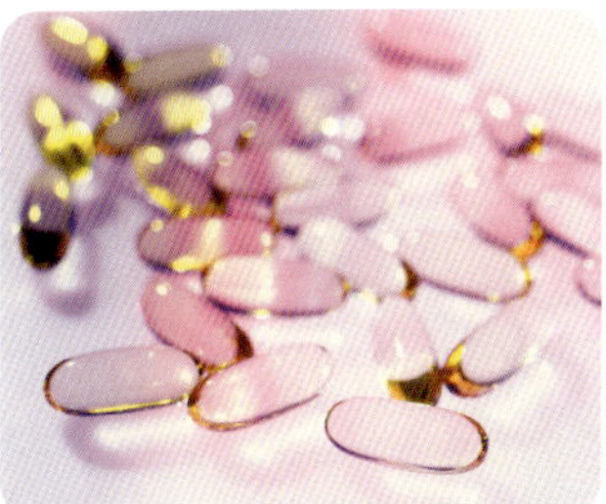

Infusions et décoctions

L'utilisation la plus traditionnelle est la tisane qui est en termes plus techniques, une infusion de plantes fraîches ou sèches. L'action de l'eau chaude permet d'extraire les principes actifs si précieux de la plante et de pouvoir ainsi les absorber. Pour les plantes les plus dures ou ligneuses, cette infusion ne suffit pas et il faut continuer à laisser bouillir l'eau avec la plante durant cinq à huit minutes. On obtient alors une décoction.

On comprendra mieux avec le thé. Lorsqu'il est préparé à l'anglaise, le thé est une infusion et on verse l'eau frémissante sur le thé séché. Lorsqu'il est préparé dans certaines régions du Maghreb, le thé est légèrement décocté car on laisse l'eau bouillir quelques instants. Le résultat n'est pas le même, les principes actifs différents et donc la saveur est différente (saveur plus tannique pour la décoction et saveur plus aromatique pour l'infusion).

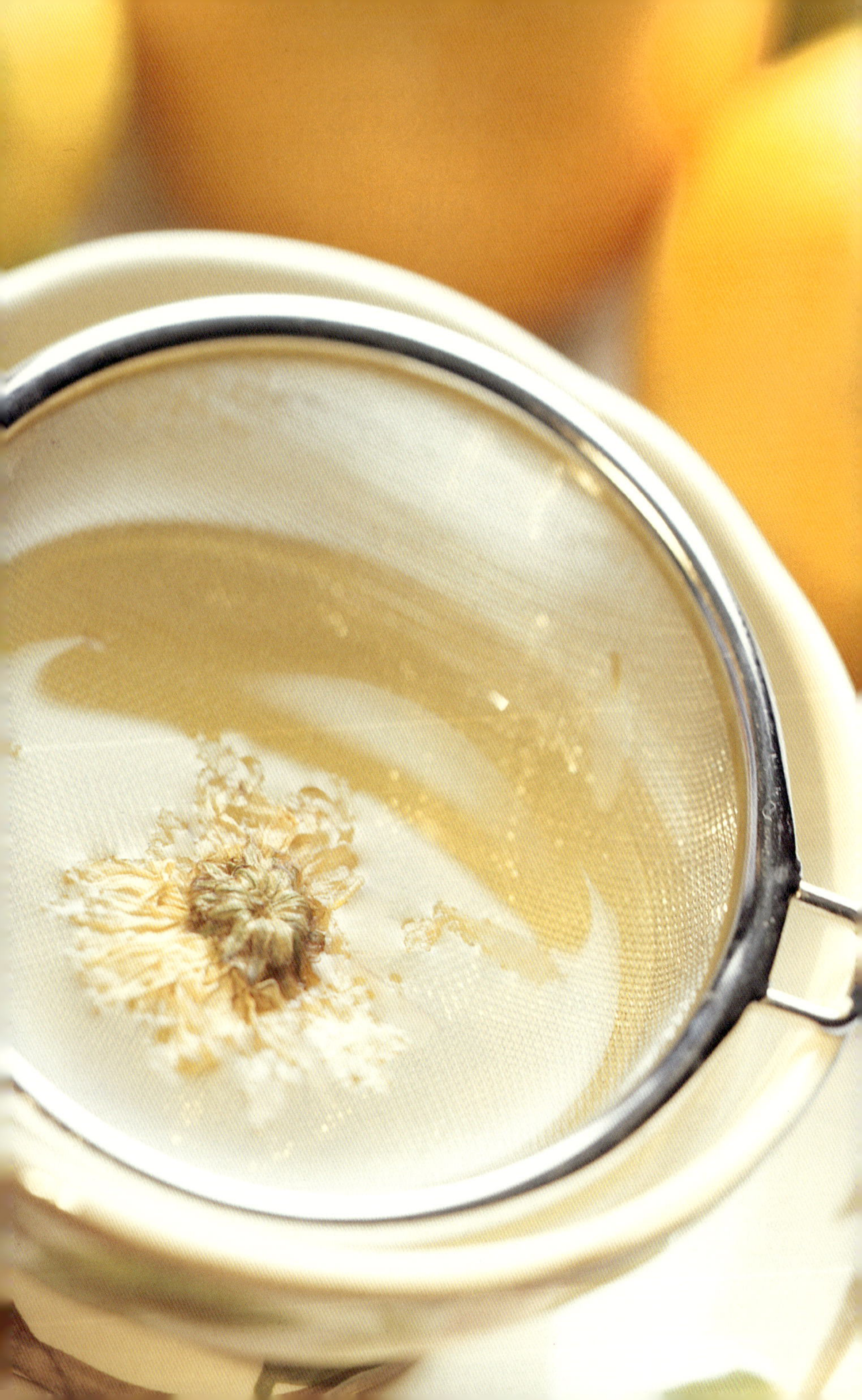

Huiles essentielles et teintures

Les huiles essentielles de plante sont obtenues par distillation. C'est la partie vraiment aromatique de la plante qui est obtenue. Traditionnellement bien sûr c'est plutôt pour la parfumerie que ce procédé fut utilisé mais les très nombreuses propriétés des huiles essentielles font qu'elles sont très appréciées en phytothérapie (action anti-infectieuse, action hormonale, régulation nerveuse, etc.).

La teinture (ou teinture mère) est obtenue en laissant les plantes macérer trois semaines environ dans de l'alcool puis en pressant et filtrant le mélange. On obtient ainsi un produit commode et très actif. La présence d'un peu d'alcool doit les faire éviter chez les personnes qui y sont sensibles et chez l'enfant en bas âge. Une goutte par kilo de poids et par jour ne pose pas de problèmes chez le plus grand et chez l'adulte.

Comment les prendre ?

Les conseils de cet ouvrage feront surtout appel aux gélules car il s'agit d'une forme simple et pratique, et bien entendu sans danger. Une à trois gélules par jour en général sont indiquées pour traiter tous les petits maux évoqués dans cet ouvrage.

L'utilisation des huiles essentielles se fera toujours de façon très prudente en application locale et jamais chez l'enfant et la femme enceinte.

Ne prolongez jamais l'utilisation d'une même plante au-delà de quinze ou vingt jours pour éviter un effet d'accumulation. Changez de plante et votre organisme profitera ainsi des meilleurs bienfaits de l'une comme de l'autre.

Gel ou pommade ?

Certains laboratoires commercialisent des gels ou des pommades à base de plante. Pour certains problèmes de peau ou de rhumatisme ou encore pour la circulation veineuse, cela peut avoir son intérêt. Demandez conseil à votre pharmacien.

La gélule, une forme pratique et sûre

La présentation la plus récente est la gélule qui contient un concentré de plante qui peut être une poudre micronisée ou un nébulisat. Pour la poudre, la plante une fois séchée est broyée (le degré de séchage est variable d'une plante à une autre). Toute l'efficacité de la poudre réside dans la qualité de la plante mais aussi dans la qualité du broyage. Le cryobroyage : broyage à froid est préféré car il permet de préserver tous les principes actifs. Pour les nébulisats, il s'agit en fait de tisanes déshydratées selon un procédé assez proche de celui utilisé pour obtenir du café soluble. La poudre ainsi obtenue se retransforme en super tisane dans l'estomac par réhydratation.

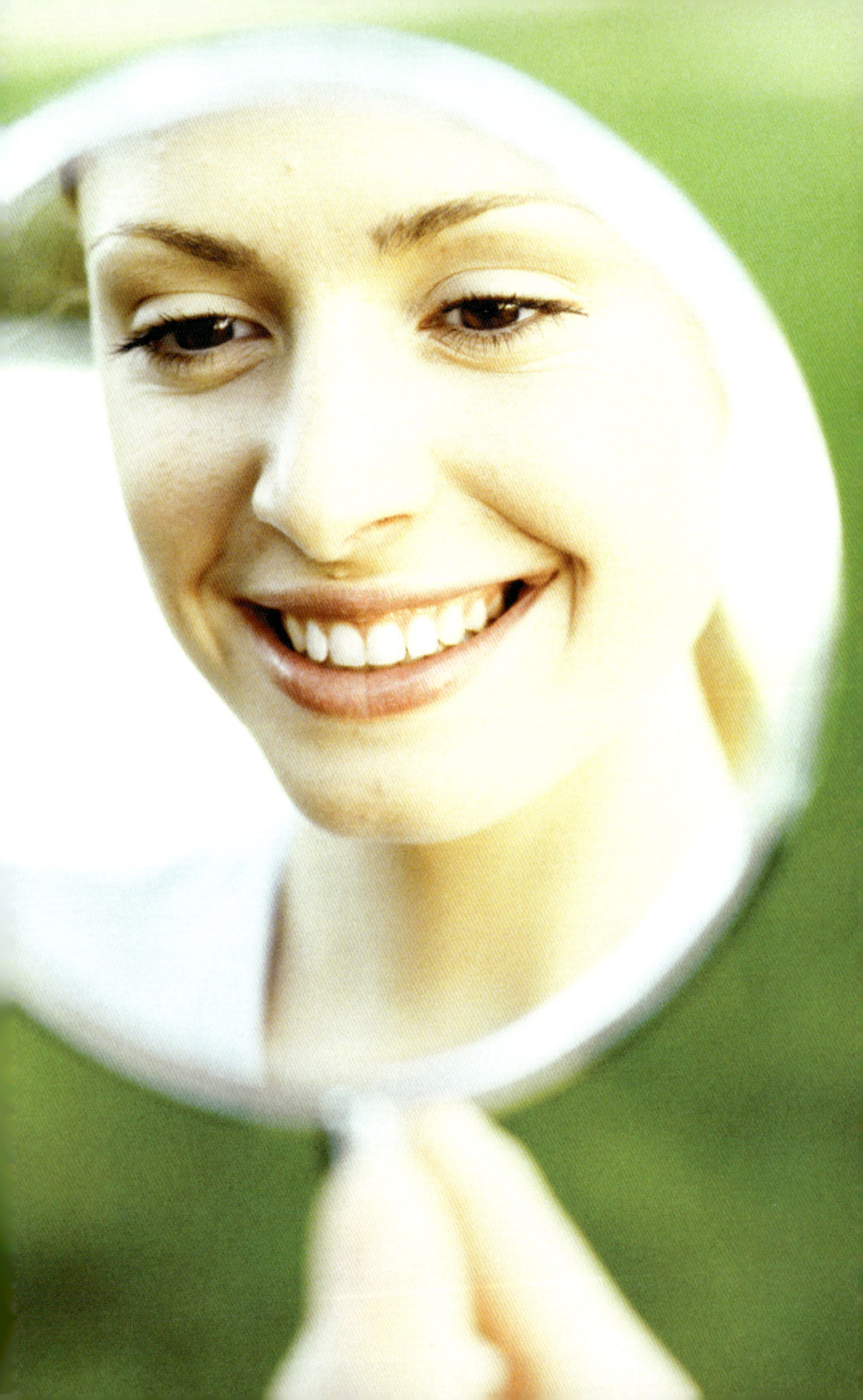

ACNÉ

L'acné juvénile touche 20 à 30 % des jeunes de 10 à 12 ans et 75 à 90 % des 16-19 ans mais elle n'est pas l'apanage des adolescents. Certaines acnés peuvent perdurer ou apparaître à l'âge adulte. Dans ce cas, elles nécessitent des diagnostics et des traitements particuliers.

Au cours de la puberté, chez la fille comme chez le garçon, les glandes sexuelles se mettent à sécréter des quantités importantes d'hormones sexuelles (testostérone, folliculine). Sous l'influence de ces hormones, les glandes sébacées augmentent alors leur production de sébum. Il s'ensuit la formation de comédons ou de points noirs disgracieux ou encore de gros boutons rouges infectés qui apparaissent sur le visage, parfois sur le dos et les épaules. Surtout ne pressez pas ces vilains boutons, vous risquez des cicatrices indélébiles.

Traitement classique

La médecine classique prescrit des antibiotiques au long cours essentiellement des cyclines, mais attention aux photosensibilisations. Les rétinoïdes diminuent la sécrétion de sébum par les glandes sébacées. Leur cadre de prescription est très réglementé. Chez la femme, ils ne peuvent être pris que sous contraception orale car ils peuvent provoquer des malformations fœtales. Si des pilules contraceptives facilitent l'éruption, d'autres au contraire l'améliorent par action antihormonale.

Et au menu ?

- Sur le plan alimentaire évitez les sucreries, le chocolat, les charcuteries, les mets trop gras. Enrichissez vos repas de carottes et de choux rouges râpés, de tomates en salade, d'abricots.
- 2 à 3 gélules de levure de bière par jour fortifieront votre peau.
- Mangez des radis, leur soufre est excellent pour la peau.
- La cigarette est déconseillée.

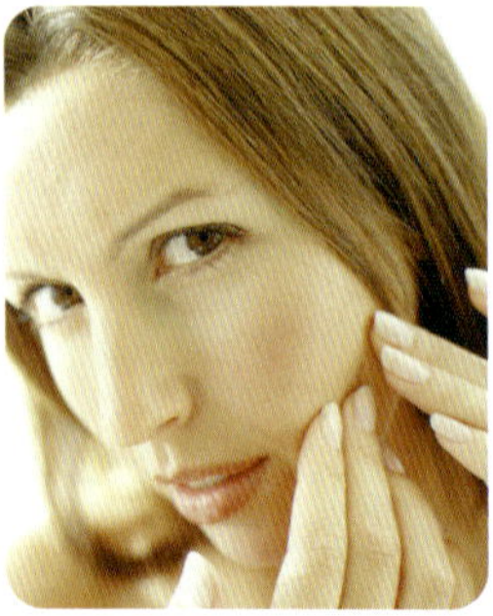

LA PENSÉE SAUVAGE
Nom latin : *Viola tricolor*
Famille des Violacées

Les jolies fleurs bigarrées de la pensée sauvage contiennent des saponosides drainant les peaux grasses, un mucilage, de nombreux pigments flavoniques et anthocyaniques, de l'acide salicylique.
Cette fleur a de nombreuses vertus : dépurative, laxative, antispasmodique, antitussive, cicatrisante cutanée.
Le Dr Heinrich Weiss, phytothérapeute allemand, obtient de bons résultats avec cette plante dans toutes les dermatoses de l'adolescent, surtout dans l'acné où son action cicatrisante fait merveille.

Soigner l'acné par les plantes

Les plantes localement désinfectent la peau. Fumeterre, thym, plantain, souci des jardins sont utiles. Elles régulent les sécrétions hormonales et en drainant les émonctoires, nettoient l'organisme et désinfectent la peau.

Deux plantes sont particulièrement indiquées : **la bardane,** très antiseptique, active contre le staphylocoque et **la pensée sauvage,** antiseptique et de plus cicatrisante. Préparez des décoctions à appliquer en compresses locales.

VOTRE ORDONNANCE PHYTO

Sur un plan général, prenez en cures discontinues, 20 jours par mois, 2 gélules de bardane à midi et 2 gélules de pensée sauvage au dîner.

En cas de forte infection cutanée, ajoutez le matin 2 gélules de thym.

Tamponnez localement 2 à 3 fois par jour les boutons avec une compresse imbibée :

Soit **d'une décoction de Calendula (souci des jardins) : faire bouillir une dizaine de fleurs de soucis 10 mn dans 1 litre d'eau et filtrer.**

Soit **d'une huile à préparer vous-même, huile de souci composée : faire macérer 1 semaine 100 g de fleurs de souci, 100 g de fleurs de bruyère, 100 g de feuilles de plantain dans 1 litre d'huile d'olive. Filtrer.**

A conserver à l'abri de l'air et de la lumière.

L'anxiété est un état permanent de l'humeur révélant un profond malaise existentiel. L'anxiété se traduit par un doute perpétuel, une inquiétude, une tension nerveuse. On s'attend toujours au pire.

ANXIÉTÉ ANGOISSE (ADULTE, ENFANT)

Des crises d'angoisse brutales peuvent inopinément survenir entraînant des réactions de panique et de fuite. L'anxiété s'accompagne souvent de malaises physiques : palpitations, spasmes digestifs, insomnie, envies répétées d'uriner.

Traitement classique

Le traitement classique fait appel à des tranquillisants dont les Français sont les premiers consommateurs au monde. Ces anxiolytiques appartiennent pour la plupart à la même série chimique, celle des benzodiazépines. Ces médicaments réduisent certes les tensions émotionnelles mais ne sont pas dénués d'effets toxiques, baisse de mémoire, diminution des défenses immunitaires. De plus on s'y habitue. Il faut augmenter les doses au fil du temps.

Soigner l'anxiété par les plantes

Certaines plantes réduisent l'anxiété tout en rééquilibrant les nerfs. Nos ancêtres les connaissaient bien. Les plantes les plus couramment employées en l'occurrence sont **l'aubépine, le coquelicot, le houblon,** régulateurs du sommeil, des

Et au menu ?

Sur un plan diététique, il convient de supprimer tous les excitants qui empoisonnent votre système nerveux. Pas de café ni de thé, mais une bonne infusion de mélisse. Ni tabac ni alcool, pas plus de deux verres de vin rouge par jour lors du repas, mais ni vin blanc ni champagne. Très peu de viande, un jour sur deux, mais du poisson, des œufs, des yaourts, des laitages.

Les légumes et les fruits frais, l'ail, l'oignon, les aubergines et les courgettes conviennent aux anxieux. Bananes, framboises, pêches et raisins sont aussi excellents grâce au magnésium qu'ils contiennent.

Enfin les flocons d'avoine tonifient sans énerver. Et en apéritif, croquez des olives, elles diminuent vos angoisses.

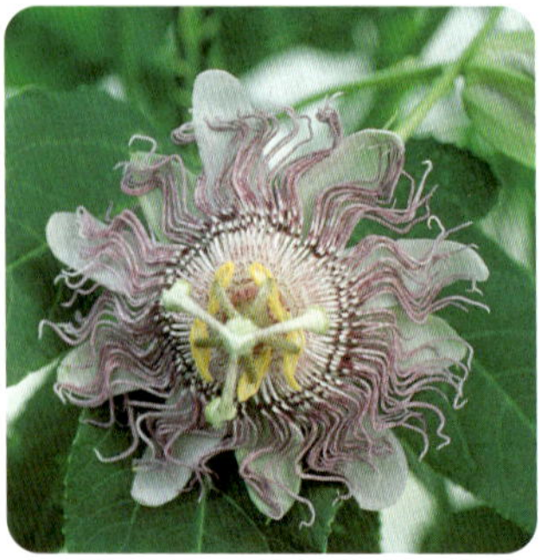

labiées aromatiques comme **la lavande** et **la mélisse, le millepertuis,** antidépresseur. **La valériane** (mais peu de temps car souvent mal supportée par le foie), **la ballote** et **la passiflore** avec leurs propriétés antispasmodiques, anti-dépressives, anti-stress, sont une alternative efficace aux benzodiazépines.

LA PASSIFLORE
Nom latin: *Passiflora cerulea/incarnata*
Famille des Passifloracées

Plante grimpante tropicale, cadeau de la pharmacopée des Aztèques, c'est une liane originaire du Mexique et du Sud des États-Unis dont les fleurs de toute beauté sont marquées d'un pistil noir en forme de croix jaillissant sur fond d'étamines or et cerné d'une couronne de pétales mauves ou rouge sombre. Ramenée en Europe par les Jésuites espagnols, elle prit le nom de « Fleur de la Passion ».
Fleurs et feuilles de la passiflore renferment des alcaloïdes indoliques en faibles quantités dont l'action sédative est potentialisée par la présence de flavonoïdes et d'hétérosides.
Cette plante combat, sans accoutumance ni dépendance, spasmes nerveux, nervosité... rançon de cette vie stressante que nous menons tous.
Comme l'ont montré les travaux du Pr Ramon et du Dr Henri Leclerc, elle est efficace dans l'anxiété et l'angoisse, l'insomnie et certains spasmes digestifs.

VOTRE ORDONNANCE PHYTO

En cas d'anxiété, nervosité, angoisse, 20 jours par mois prenez avec un peu d'eau 2 gélules de ballote à midi et 2 gélules de passiflore au coucher.

En poussée aiguë d'angoisse, la valériane sera particulièrement utile.

On conseillera en urgence chez l'adulte immédiatement 2 gélules de valériane et 2 autres 2 heures après.

Chez l'enfant de plus de 4 ans, 1 gélule le soir pour combattre les terreurs nocturnes.

ARTHRITE

Les arthrites sont avec l'arthrose les deux grandes formes de rhumatismes. Les arthrites sont inflammatoires, déformantes, très douloureuses. La vitesse de sédimentation est accélérée. Elles évoluent à toute allure et sont graves.

L'arthrite peut frapper seulement une articulation : l'épaule (pseudo polyarthrite rhizomélique), la colonne lombaire ou le bassin (spondylarthrite ankylosante), les mains, les pieds. La polyarthrite rhumatoïde quant à elle frappe et déforme toutes les articulations.

Traitement classique

Les arthrites requièrent des traitements appropriés efficaces mais malheureusement agressifs pour l'estomac, le foie, les reins. Classiquement ce sont des corticoïdes qui sont prescrits, des anti-inflammatoires anti-Cox et des immunosuppresseurs.

Et au menu ?

En période de poussées, orientez votre alimentation vers un régime fructo-lacto-végétarien : fruits, laitages, légumes. Évitez sucre raffiné, conserves, mets fumés, viandes, charcuteries, vin blanc. Une cure de jus de pomme de terre est particulièrement précieuse. Boire chaque jour un verre de jus de pomme de terre, c'est la recette des naturopathes allemands.

Choisissez une belle pomme de terre en évitant soigneusement toutes celles germées ou vertes car elles contiennent alors une solanine toxique.

Une pomme de terre contient 75 % d'eau, des protéines, des glucides, des vitamines B1, B2, C. Râpez, pressez ou passez au mixer pour extraire le suc et buvez-en un petit verre chaque matin à jeun. Vous pouvez la diluer avec un peu d'eau. Surtout ne pas cuire.

Les jus de carotte et de chou sont aussi très utiles.

Tous ces jus alliés à une alimentation simple et naturelle constituent un facteur curatif fondamental.

Le soir, consommez une tisane de bouleau, anis vert, verge d'or, reine des prés à parties égales : 3 cuillerées à soupe pour 1 litre d'eau. Laissez infuser 10 minutes.

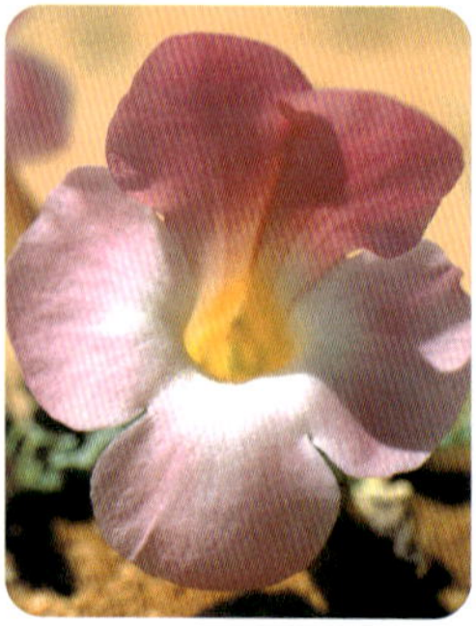

Soigner l'arthrite par les plantes

Les plantes n'interviendront qu'en annexe. Mais elles sont précieuses car elles vont permettre de diminuer les médications et de réaliser des « créneaux » thérapeutiques, périodes de repos bienvenues pour un organisme malmené par la chimiothérapie.

L'harpagophytum ou Griffe du Diable est le médicament phytothérapique de choix. C'est l'adjuvant à privilégier pour son action anti-inflammatoire. Il est indispensable.

Le cassis *(Ribes nigrum)* viendra épauler son action. Ses feuilles ont des propriétés antirhumatismales et anti-inflammatoires par les acides aminés, catéchols et flavonoïdes qu'elles contiennent. L'ulmaire, le saule blanc, apporteront des salicosides. Le frêne diminuera le taux d'acide urique. Ce sont des adjuvants.

L'HARPAGOPHYTUM
Nom latin : *Harpagophytum procumbens*
Famille des Pédaliacées

Plante sauvage des savanes caillouteuses de l'Afrique du Sud, aux somptueuses fleurs mauves qui, irradiant sur l'éclat minéral du sable, donnent naissance à des fruits coriaces munis de crochets recourbés en hameçons agressifs pour les pattes du bétail d'où le nom de « griffe du diable » donné par les Zoulous à la plante.
Ses racines sont médicinales.
Les tubercules de ces racines sont riches en iridoïdes : harpagoside, procumbide, corps à structure complexe fragile d'où l'importance des techniques de fabrication de la poudre.
L'harpagophytum possède 2 qualités : remarquable action anti-inflammatoire et analgésique et absence de toxicité ce qui rend son emploi aisé et sans danger.
De nombreux travaux poursuivis sur des années ont montré que l'usage de cette plante augmente souplesse et mobilité articulaires, pour le confort des patients et surtout diminue nettement la douleur.

Pour en savoir plus : Dr Max Tétau : *Articulations : votre ordonnance naturelle.* Alpen Éditions, Monaco, 2002.

VOTRE ORDONNANCE PHYTO

Dans les crises aiguës, prenez 2 gélules d'harpagophytum matin, midi et soir par cure de 15 jours.

Dans l'intervalle et en traitement de fond, diminuez l'harpagophytum et potentialisez par le cassis : 1 gélule d'harpagophytum 3 fois par jour et 1 gélule de cassis à midi et au dîner.

Deuxième grande forme de rhumatismes, l'arthrose n'est pas vraiment une maladie car elle nous touche tous à partir d'un certain âge. C'est en fait un mode normal de sénescence articulaire.

ARTHROSE
ET DOULEURS RHUMATISMALES

L'arthrose se traduit par une inflammation douloureuse, une destruction du cartilage, la formation d'excroissances osseuses, les « becs de perroquet ». L'arthrose est une affection rhumatismale peu inflammatoire où la vitesse de sédimentation reste normale (différence avec l'arthrite). Les articulations s'ankylosent, se grippent irrémédiablement. L'évolution se fait par poussées parfois très invalidantes.

Traitement classique

Le diagnostic est facilement posé sur l'examen des radios. Des antalgiques sont administrés. La kinésithérapie entretient la souplesse. Mais la médecine n'est guère efficace.

Soigner l'arthrose par les plantes

L'homéopathie, la gemmothérapie avec les bourgeons frais de *Ribes* (cassis), *Vitis* (vigne), *Pinus* (pin) donnent d'excellents résultats.

La phytothérapie nous apporte des solutions pour freiner l'évolution du processus. On ne guérit pas de l'arthrose, certes, mais on peut la stabiliser et éliminer la douleur.

Conseils hygiéno-diététiques

Une bonne hygiène de vie est indispensable pour garder des articulations souples et jeunes. Un exercice physique régulier et modéré sans surmener vos tendons, une gymnastique douce type Ehrenfreid, une alimentation saine en limitant les aliments « encrassant » (viandes rouges, abats, fromages gras et coulants, alcool) riche au contraire de fruits frais, de légumes verts, voilà les règles simples qui vous maintiendront en bonne forme. Enfin dégustez chaque jour à la saison une belle poire, bon draineur articulaire et anti-arthrosique.

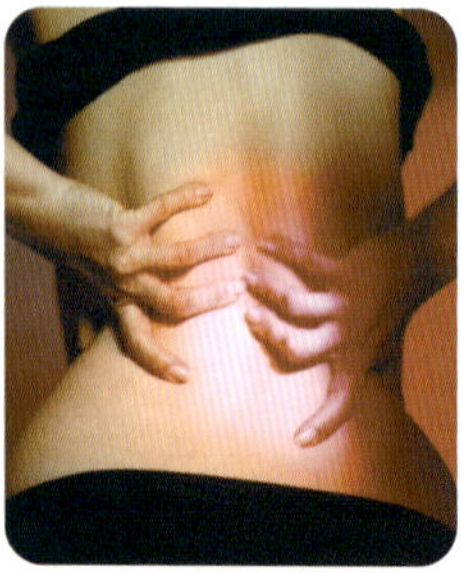

Plusieurs plantes nous seront précieuses en l'occurrence. D'abord et avant tout l'admirable **harpagophytum,** déjà largement étudié, aux propriétés anti-inflammatoires remarquables. Puis la reine des prés *(Spirea ulmaria).* Abondante dans les prairies marécageuses, sa belle houppe blanche répand une douce et délicate odeur. À partir de cette plante, un chimiste allemand, Gerhardt, synthétisa la fameuse aspirine. Ce sont ces dérivés salicylés qui confèrent à la reine des prés son action analgésique.
Le saule blanc *(Salix alba)* lui aussi est un efficace antalgique à ne pas négliger.

LE SAULE BLANC
Nom latin : *Salix alba*
Famille des Salicacées

Le saule blanc est un arbre répandu dans les lieux humides et au bord des rivières. Son écorce contient un glucoside, le salicoside et ses esters qui libèrent dans l'organisme l'alcool salicylique oxydé en acide salicylique au niveau du foie.
Son action est celle de tous les salicylés : inhibitrice de la synthèse des prostaglandines, donc anti-inflammatoire.
Le saule agit surtout sur le stade I de l'inflammation : inhibition de la perméabilité capillaire et de la migration des polynucléaires. Il est antipyrétique et analgésique par action centrale et périphérique. Il est indiqué en cas d'arthralgies, de manifestations rhumatologiques au long cours, de myalgies.
Largement prescrit par les phytothérapeutes modernes, non toxique, Albert le Grand (1193-1280) le préconisait déjà dans les rhumatismes. C'est dire la fiabilité de son action. Pour nous le saule blanc, totum végétal, est plus actif que l'aspirine, principe chimique isolé et il n'abîme pas l'estomac.

Pour en savoir plus : Dr Max Tétau : *Articulations : votre ordonnance naturelle.* Alpen Éditions, Monaco, 2002.

VOTRE ORDONNANCE PHYTO

Lors d'une poussée rhumatismale aiguë, très douloureuse, soulagez très rapidement votre douleur en prenant durant 10 jours, matin, midi et soir 2 gélules d'harpagophytum.

En traitement de fond et d'entretien pour éviter le retour des crises : prenez 20 jours par mois à midi et au dîner 1 gélule d'harpagophytum et 1 gélule de saule blanc.

Frictionnez également l'articulation douloureuse avec le liniment végétal, Rhus Opodeldoch vendu en pharmacie. Appliquez un cataplasme tiède de fleurs de pâquerettes fraîchement cueillies. La pâquerette *(Bellis perennis)* apaise l'articulation douloureuse car cette modeste fleurette est un efficace vulnéraire, chère au Dr Margaret Tyler, éminente homéopathe anglaise.

L'asthme est une maladie inflammatoire des muqueuses des bronches et bronchioles pulmonaires, conséquence d'une réactivité anormale des voies aériennes à certains allergènes (pollens, acariens, poussière).

ASTHME

La crise d'asthme se caractérise par des épisodes de dyspnée (difficulté à respirer) sibilante (sifflante) survenant volontiers le soir, ou dans la deuxième moitié de la nuit.

Traitement classique

Le traitement classique fait appel à des broncho-dilatateurs (salbutamol), à des corticoïdes pour leur activité anti-inflammatoire, à des anti-allergiques, pour combattre la sensibilité aux allergènes atmosphériques.

Soigner l'asthme par les plantes

La phytothérapie peut soulager l'asthme en complément du traitement médical. Plusieurs plantes sont intéressantes.

Conseils hygiéno-diététiques

Privilégiez un régime riche en acide pantothénique (vitamine B5) : céréales, épinards, chou, germe de blé. Le dîner sera léger : bouillon de cresson ou petite soupe à l'ail, légume cuit comme une belle laitue ou du navet, compotes de pommes ou d'abricots. Jus de tomate ou de pamplemousse. Enfin, gymnastique respiratoire régulière. Matin et soir, dans un endroit calme, allongé, inspirez l'air par le nez en bombant le ventre puis en dilatant votre thorax. Soufflez ensuite et sans attendre, toujours l'air par le nez en creusant d'abord le thorax puis le ventre. Commencez et terminez votre journée ainsi. Votre volume respiratoire doublera, triplera. Votre diaphragme se développera et vos crises diminueront. Enfin tous les jours, buvez un verre de jus de cassis, indispensable aux asthmatiques, grands comme petits.

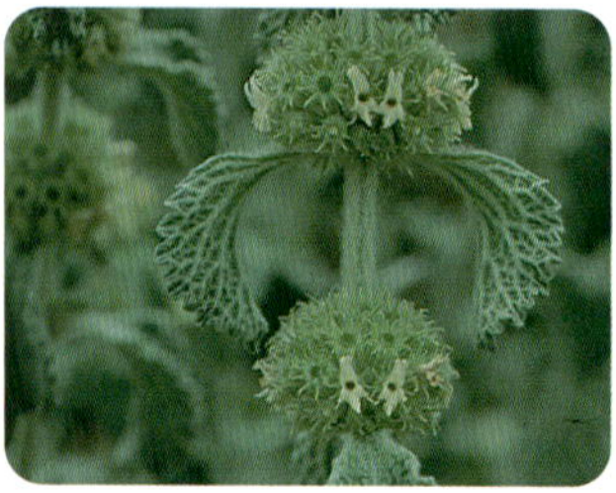

Citons l'oignon, le mélèze, l'éphédra, la lobélie, la mauve, le cassis. **Le plantain** est répandu dans toute la France. Ses feuilles forment de délicates rosettes d'où pointe à la saison une vigoureuse hampe florale blanche. Elles renferment des iridoïdes aux propriétés anti-inflammatoires et anti-allergiques dont l'aucuboside qui a aussi une action sédative sur la toux.
D'autres plantes dites analeptiques facilitent le jeu respiratoire.
Je vous propose cette tisane : lavande, coquelicot, mélilot, thym, cassis à raison de 3 cuillerées à soupe du mélange de plantes seules dans 1 litre d'eau bouillante. Infuser 10 mn. Filtrer et boire dans la journée.

LE MARRUBE BLANC
Nom latin : *Marrubium vulgare*
Famille des Labiées

Grâce à son activité broncho-dilatatrice, la sommité fleurie est considérée comme la plante « du confort respiratoire ».
Ses fleurs blanches contiennent du nitrate de potassium, des lactones diterpéniques dont la marrubine.
Elle est dilatatrice des bronches donc anti-asthmatique, antitussive, fluidifiante des sécrétions bronchiques, expectorante, anti-inflammatoire. Tout y est! Et même un effet tonicardiaque, ce qui n'est pas à négliger chez l'asthmatique. On comprend que les Grecs l'aient utilisée très tôt. Alexandre de Tralle la prescrivait dans les ulcères du poumon, même en sirop expectorant.

Le marrube blanc est dans tous les cas incontournable car il est concomitamment antitussif, anti-inflammatoire, expectorant béchique, anti-allergique. **L'eucalyptus** est riche en essence dont le composant essentiel est l'eucalyptol ou cinéol. Cette essence est bactéricide et antivirale, mucolytique fluidifiante, antitussive. S'éliminant surtout au niveau pulmonaire, elle agit directement sur les bronches sans intoxiquer.

VOTRE ORDONNANCE PHYTO

En période de crise, prenez 3 fois par jour : 1 gélule de marrube, 1 gélule de plantain et 1 gélule d'eucalyptus.

En traitement d'entretien prenez 2 gélules de plantain le matin et 2 gélules de marrube le soir.

Aphtes, caries,
rages de dents :
la phytothérapie
apporte ses solutions.

BOUCHE ET DENTS

Dents saines

Pour conserver de belles dents, rien ne vaut **le laurier** et **la bistorte.** Un vieux jardinier dont l'étonnant état de la denture m'avait frappé, me confia son secret. Chaque matin en binant son jardin, il mâchonnait une ou deux feuilles du laurier qui était là, ce même laurier qu'utilisent les bonnes cuisinières pour parfumer leurs plats.

Imitez-le si vous en avez la possibilité sinon demandez à votre pharmacien de vous préparer cette poudre dentifrice :

Racines sèches de bistorte pulvérisée	1 g	utiliser matin et soir en brossage de vos dents
Craie finement pulvérisée	50 g	

La bistorte *(Polygonum bistorta),* riche en tanins tonifie la muqueuse gingivale, maintient l'émail dentaire à l'abri du tartre.

Dents grises

Vos dents ne sont pas d'un blanc éclatant. L'administration d'antibiotiques comme les cyclines dans l'enfance, le tabac chez les fumeurs les ont rendues grisâtres. La poudre de **ratanhia** *(Krameria triandra),* si tel est votre cas, vous convient. L'écorce de cet arbrisseau d'Amérique du Sud nettoie et blanchit l'émail dentaire, fortifie et colore de rouge vif vos gencives.

Vous l'emploierez en dentifrice, matin et soir. En voici une formule :

Ratanhia (poudre)	1 g	à mélanger
Essence de citron	10 gouttes	
Craie pulvérisée	99 g	

Parodontite et aphtes

Que vous souffriez de parodontite : gencives rouges et gonflées, dents qui se déchaussent ou que vous souffriez d'aphtes récidivants, **l'échinacée** vient à votre secours grâce à ses propriétés immunostimulantes.

PARODONTITE : VOTRE ORDONNANCE PHYTO

Prenez 1 gélule matin et soir d'échinacée.

Dans une soucoupe, versez 1 cuillerée à soupe d'eau et une cuillerée à café d'*Echinacea* TM. Trempez l'index et appuyez énergiquement le doigt sur votre gencive au niveau de chaque dent.
Commencez par le haut, face externe des gencives puis le bas.

Terminez en vous rinçant la bouche avec un demi-verre d'eau + 15 gouttes de cet élixir dentifrice : essence de girofle + essence de citron + alcool à 70° qsp 60 ml (10 gouttes de chaque).

Caries dentaires

Pour combattre les caries dentaires, l'action reminéralisante de **la prêle** est précieuse. *Equisetum averse,* plante herbacée commune dans nos champs en bordure de fossé, dite « queue de cheval » du fait de son aspect, contient 5 à 10 % de la silice végétale. Ce silicium très assimilable a un double rôle : il stimule la synthèse du collagène, favorise l'assimilation et la fixation du calcium.

CARIES : VOTRE ORDONNANCE PHYTO

Une cure de gélules de prêle, 3 par jour sur 2 mois, consolidera votre dentition. Pour les enfants aux dents cariées, délayez le contenu d'une gélule dans un yaourt. Une gélule par jour suffit.

Rage de dent

Un dimanche matin vous vous réveillez la joue gonflée, torturé par la douleur et pas de dentiste. Courez vite dans votre jardin, cueillez du **plantain** et appliquez sur la dent douloureuse en l'écrasant pour en extraire le suc ou allez en pharmacie. 1 gélule de plantain matin, midi et soir à prendre avant les repas pour désinfecter et soulager la douleur.

LE PLANTAIN
Nom latin : *Plantago major*
Famille des Plantaginacées

Cette plante largement répandue dans nos prairies et sur nos talus contient dans ses larges feuilles vertes de remarquables principes anti-inflammatoires et antimicrobiens de type iridoïde tels que l'aucuboside associés au verbacoside et de nombreux flavonoïdes. Antiseptique et analgésique de la cavité buccale, le plantain a également une action antiallergique. Pline l'Ancien (23-71 apr. J.-C.) le considérait déjà comme une panacée. Trotula, femme médecin illustre du XIIe siècle de l'école de Salerne, conseille le plantain en gynécologie dans son *Traité des maladies des Femmes.* Actif sur le vagin et l'utérus, il serait capable de « lui rendre l'apparence de la virginité » ! Un tantinet délaissé par la médecine moderne, le plantain est redécouvert par la phytothérapie moderne comme anti-inflammatoire, bactéricide et anti-histaminique.

Conseils hygiéno-diététiques

Un mauvais fonctionnement intestinal peut expliquer le mauvais état de vos dents et de votre bouche. Désinfectez votre côlon en prenant chaque jour 2 gélules de charbon végétal. Évitez les noix et le gruyère qui irritent la muqueuse buccale. Mangez des cacahuètes sauf si vous êtes allergique. L'acide arachidonique est un excellent préventif des aphtes.

Lavez-vous les dents après chaque repas. Fortifiez vos dents en mangeant des laitages, des fromages frais, des carottes et des oranges. Prenez l'hiver 1 gélule par jour d'huile de foie de morue pour la vitamine D. Buvez une eau minérale riche en fluor.

Les bronchites sont des affections frappant l'appareil respiratoire.

BRONCHES MALADES

La bronchite aiguë résulte d'une infection du tissu bronchique. Elle peut être d'origine bactérienne ou virale. Elle se traduit par une toux d'abord sèche puis grasse avec fièvre. La bronchite chronique est un syndrome bronchique venant régulièrement au moins 3 fois par an. Elle se complique fréquemment de dilatation des bronches et d'emphysème, de destruction du tissu pulmonaire. Le tabagisme en est souvent responsable. La première chose à faire est donc d'arrêter la cigarette.

Traitement classique

On préconise en cas de fièvre importante antibiotiques, corticoïdes, anti-inflammatoires, fluidifiants des sécrétions bronchiques. Les antibiotiques sont inactifs sur les bronchites virales.

Soigner la bronchite par les plantes

Plusieurs plantes agissent sur le poumon. Elles sont dites « béchiques » et permettent de mieux cracher : bourrache, drosera, sureau, bouillon blanc par exemple. L'échinacée est antibiotique et immunostimulante. L'eucalyptus, le thym, les bourgeons de pin, sont désinfectants. **L'eucalyptus** contient dans ses feuilles 2 à 3 % d'huile essentielle renfermant 70 à 80 % d'eucalyptol ou cinéol, antiseptique balsamique puissant. Ses propriétés bactériostatique et fongistatique (actif contre les champignons) ont été

Conseils hygiéno-diététiques

Mangez navets, chou rouge, cresson, dattes, figues sèches, jujubes et fraises, qui sont des aliments fortifiants des poumons.

Arrêtez de fumer. Il existe pour cela de nombreux moyens. Développez votre capacité respiratoire. Pratiquez 5 mn matin et soir des respirations profondes : allongé, inspirez l'air par le nez en bombant le ventre, puis soufflez l'air toujours par le nez en creusant la poitrine puis le ventre.

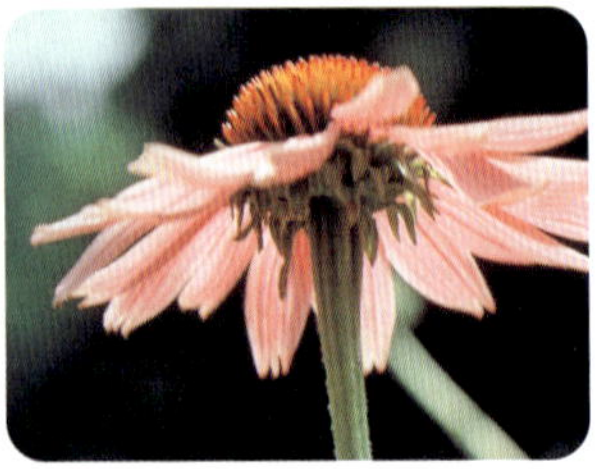

L'ÉCHINACÉE

Nom latin : *Echinacea purpura* ou *angustifolia*
Famille des Astéracées

Cette plante originaire d'Amérique du Nord est passionnante. Les Indiens l'utilisaient déjà pour traiter toutes sortes de fièvre. Facilement cultivée et fort décorative, l'échinacée possède une racine contenant de nombreux principes actifs doués de propriétés immunostimulantes.
Des recherches récentes menées par H. Wagner de Munich ont mis en évidence une stimulation globale de tout le système immunitaire, celui qui nous défend contre le risque infectieux.
Sous l'action de l'échinacée, nos globules blancs se déplacent plus rapidement.
Les macrophages augmentent leur capacité à phagocyter microbes et virus.
La synthèse de l'interféron, molécule indispensable à l'immunité est augmentée.
Les principes actifs de l'échinacée sont des polysaccharides de haut poids moléculaire actifs sur les récepteurs des cellules immunocompétentes qu'ils activent ainsi.
Ils sont fragiles d'où l'intérêt de disposer de produits soigneusement préparés.

vérifiées in vivo. Il est antiviral, en particulier contre le virus de la grippe.
Le thym, lui, doit ses propriétés à une essence bactéricide (1 à 2 % de son poids sec) dont la composition varie selon le lieu et l'époque de la récolte. Le thym est antispasmodique, calmant les toux répétitives.
Les bourgeons de pin dégagent une odeur balsamique en rapport avec leur richesse en huile essentielle. Les bourgeons sont la partie la plus active. Ils contiennent 1 à 2 % d'essence (pinène et limonère), un glucoside : le coniféroside, un principe amer : la pinipicrine.
Le bouillon blanc à la belle hampe florale jaune vif, est très répandu dans toutes nos prairies. Il est antitussif, expectorant. Il entre dans la composition des traditionnelles « 7 espèces pectorales » du Codex : bouillon blanc, coquelicot, mauve, guimauve, violette, tussilage et Pied de chat. Pour préparer une tisane utile contre les bronchites : 1 cuillerée à soupe à faire bouillir 15 mn dans un quart de litre d'eau.

VOTRE ORDONNANCE PHYTO

En cas de bronchite aiguë, durant 10 jours, prenez matin, midi et soir 1 gélule d'échinacée et 1 gélule d'eucalyptus, à midi et au dîner.

En cas de bronchite chronique, en période hivernale, prenez à titre préventif, le matin 20 jours par mois, 2 gélules d'échinacée et les 10 jours suivants prenez le matin, 1 gélule de bourgeon de pin et 1 gélule de bouillon blanc.

La cellulite est une accumulation de graisses dans les tissus. Chez la femme, ces graisses siègent au niveau des cuisses, des fesses et des hanches pour façonner la fameuse culotte de cheval.

CELLULITE

La cellulite pose aux femmes un important problème tant sur le plan esthétique que de la santé. Ce tissu dur, parfois douloureux, est formé de cellules graisseuses encastrées dans du tissu conjonctif, regroupées en amas et nodules dans lesquels la circulation sanguine est très ralentie. Les toxines s'y accumulent et intoxiquent l'organisme. L'ampleur et la disposition de la cellulite sont prédéterminées génétiquement. Les femmes en sont les victimes principales : bourrelets à la taille, culotte de cheval.

Traitement classique

Les solutions proposées sont rarement efficaces, toujours onéreuses. La liposuccion, la mésothérapie améliorent les cas les plus graves, mais les récidives sont fréquentes.

Et au menu ?

Certaines précautions sont indispensables. Très peu de sel. Pas de sucre ni de farineux. Beaucoup d'eau légère en minéraux. Évitez les aliments lourds et gras.

Mangez des ananas, sa pulpe est délicieuse et vous aide à digérer. Mais la plupart des principes actifs, en particulier la bromélaïne sont contenus dans la tige. Cette bromélaïne est un ferment digestif puissant capable de digérer jusqu'à 1 000 fois son poids de protéines et de désintégrer les amas de cellulite en s'attaquant à l'armature conjonctive. Faites donc des cures de gélules d'ananas (tiges + feuilles) en consommant entre les repas : 2 gélules le matin et 2 l'après-midi. Enfin si vous avez tendance à être constipé, prenez 2 gélules ou 2 sachets d'ispaghul le soir au coucher. Les graines de ce plantain sont riches en mucilage émollient, régularisant le transit intestinal et diminuant l'assimilation des sucres et des graisses.

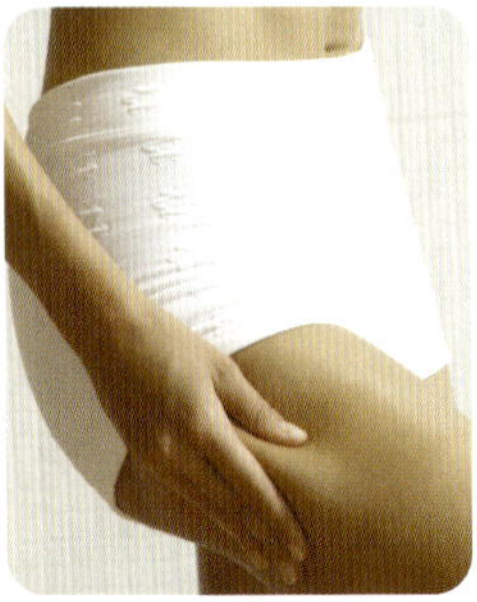

LE FUCUS OU VARELLA
Nom latin : *Fucus vesiculosus*
Famille des Phéophycées

Cette algue brune, appelée varech, est abondante sur les côtes rocheuses des mers tempérées et froides de l'hémisphère Nord, particulièrement le long des côtes bretonnes où on la récolte.
Elle est riche en oligo-éléments venus de l'océan marin : cuivre, chrome, zinc, sélénium, fer et surtout iode (0,05 %).
C'est à partir des cendres de varech que fut découvert l'iode par Bernard Courtois en 1810 et dès 1862 Duchesne du Parc au XIXe siècle, utilisait déjà cette algue pour faciliter la résorption du tissu graisseux.
Cet iode végétal, doucement assimilable, stimule la glande thyroïde dont les sécrétions hormonales vont ramollir et faciliter l'élimination des noyaux cellulitiques. Elle combat également les douleurs rhumatismales.
La présence par ailleurs de mucilages et d'alginates exerce un effet coupe-faim facilitant le suivi des régimes alimentaires amincissants et un effet laxatif accélérant le drainage de votre intestin.

Faire fondre la cellulite par les plantes

Le fucus ou varech, algue riche en iode, stimule votre thyroïde et brûle vos graisses. Il est une des clés du traitement. Une autre algue, **la laminaire** peut être conseillée.

Des végétaux diurétiques compléteront son action. **La piloselle** augmente la quantité d'eau émise tout en exerçant une action antiseptique urinaire. D'autres diurétiques vous aideront à vous désintoxiquer. **L'orthosiphon** ou Thé de Java augmente les éliminations toxiniques, urée, acide urique. Le chiendent draine à la fois vésicule biliaire, foie et rein. Le romarin est utile pour stimuler votre foie.

VOTRE ORDONNANCE PHYTO

Il convient d'avoir une stratégie précise. Aussi nous conseillons pour les 2 premiers mois :
1 gélule de fucus un quart d'heure avant le déjeuner et le dîner,
2 gélules d'orthosiphon le matin et à midi.

Puis les 2 mois suivants : 1 gélule de piloselle + 1 gélule de chiendent, matin et midi.

Massez localement les bourrelets cellulitiques avec cette crème amincissante :
***Laminaria* TM (5 g)**
***Solidago* TM (5 g)**
Excipient non gras transcutané qsp 50 g
] **à mélanger**

La chute des cheveux, la calvitie, est un phénomène malheureusement banal chez l'homme. Les femmes aussi peuvent être victimes de cette affection mais elle ne concerne que 10 % d'entre elles.

CHUTE DES CHEVEUX

Il existe 2 types de calvitie : la grande calvitie dite hippocratique commençant très tôt, codée génétiquement entraînant une dénudation quasi totale du crâne sauf une couronne périphérique et l'éclaircissement progressif du cuir chevelu lié à l'âge, à l'état de santé et aux différents stress. Cette raréfaction lente de la chevelure est actuellement de plus en plus fréquente chez la femme à partir de la cinquantaine, souvent à la ménopause. Des soins capillaires trop agressifs, des teintures mal adaptées, des coiffures aux cheveux trop tirés, des modifications hormonales en sont responsables.

Traitement classique

Jusqu'à ces derniers temps les dermatologues n'avaient guère de solution à avancer. Ces dernières années une molécule chimique en lotion a permis d'améliorer certaines formes de calvitie localisée. La Minoxidil, par son action stimulante sur la croissance des cellules kératinisées, stoppe en

Et au menu ?

- Sur le plan alimentaire, mangez des légumes riches en soufre. Je vous conseille choux, brocolis, cresson, radis.
- Des vitamines, surtout du groupe B vous sont nécessaires. Des jus de fruits ou de légumes comme carotte, tomate, orange vous les apporteront. Un grand verre chaque jour.
- Consommez également des poires, pommes, prunes et pruneaux.
- Enfin, une supplémentation en levure de bière, source de vitamine B et d'oligo-éléments vous sera favorable. Prenez l'habitude d'en consommer à chaque repas 1 gélule. De plus massez régulièrement votre cuir chevelu et brossez vos cheveux matin et soir avec une brosse métallique.

partie la chute, favorise la repousse. Mais quand on cesse les applications, les choses reprennent leur cours normal. Dans certains cas, des greffes capillaires sont entreprises. On prélève des bulbes pileux au niveau de la nuque. On les repique au niveau des zones éclaircies. Le procédé est onéreux.

L'ALFALFA
Nom latin : *Medicago sativa* - Famille des Fabacées

La luzerne d'Afrique du Nord est cultivée dans toute l'Europe Centrale. Cette luzerne est étonnante par sa richesse en éléments indispensables. Elle contient 40 % d'acides aminés, des vitamines surtout A et K et de très nombreux sels minéraux : calcium, silice, phosphore, fer, zinc, cuivre, sélénium.
Les Arabes l'avaient surnommée « Al-Fac-Facah », « mère de toutes les nourritures ». Cette accumulation de protéines et de sels minéraux fait de l'alfalfa un reminéralisant particulièrement actif au niveau des ongles et du cuir chevelu. Tout en exerçant une action fortifiante générale, elle améliore grandement les cheveux ternes, cassants, fourchus. Contenant de plus un œstrogène végétal, le coumestrol, qui supplée à la baisse hormonale observée chez la femme à la ménopause, contribue à stopper cette fragilité capillaire.

Soigner la calvitie par les plantes

Deux plantes vous seront utiles pour combattre au long cours une calvitie menaçante et tonifier des cheveux abîmés : **l'alfalfa** et **l'ortie.** Toutes deux stimulent la naissance du cheveu.

L'ORTIE
Nom latin : *Urtica dioica* - Famille des Urticacées

Cette herbe vivace est répandue dans toutes nos campagnes et terrains vagues et surtout connue pour les brûlures qu'engendre son contact direct. Les poils urticants se piquent dans la peau et y injectent de l'acide formique fortement irritant. Cette herbe désagréable est pourtant des plus utiles en phytothérapie.
Tige et feuilles qui nous intéressent ici, contiennent une large gamme de principes actifs : vitamines B (B2, B5, acide pantothénique, acide folique), minéraux, magnésium, silice, fer, oligo-éléments, cuivre, zinc, manganèse, soufre.
Sa teneur en oligo-éléments explique ses propriétés capillaires. Absorbée par voie interne, elle entretiendra la santé de vos cheveux.

VOTRE ORDONNANCE PHYTO

Pour entretenir beauté et santé capillaire, nous conseillons 20 jours par mois pendant 3 à 4 mois :
- **2 gélules d'alfalfa le matin**
- **2 gélules d'ortie (feuilles) au dîner**

Frictionnez votre chevelure avec cette lotion à base d'alcoolatures de plantes fraîches stimulantes du bulbe pileux :
- ***Tropeolum majus* (capucine) TM**
- ***Brassica nigra* (moutarde) TM**
- ***Nasturtium officinale* (cresson) TM**
- ***Urtica dioica* (ortie)TM**

] **à quantité égale qsp 25 ml**

- **Alcoolat de lavande qsp 250 ml**

Après un brossage doux mais prolongé, appliquez cette lotion le soir sur le cuir chevelu avec un coton en écartant les mèches et frictionnez vigoureusement.

Le syndrome du côlon irritable frappe un grand nombre de nos contemporains. Colite spasmodique, colopathie fonctionnelle sont la rançon des stress que nous subissons.

CÔLON IRRITABLE

Les tempéraments nerveux lui payent un lourd tribut, femmes et hommes pratiquement à égalité. L'émotion provoque le spasme qui irrite la muqueuse intestinale, modifie la flore intestinale, bloque la digestion enclenchant de nouveaux spasmes, véritable cercle vicieux très difficile à interrompre.

Traitement classique

Les traitements classiques, antispasmodiques au long cours, tranquillisants, sont peu efficaces. Des pansements d'argile, des cures thermales à Plombières, Châtel-Guyon améliorent le pronostic. Il est intéressant de recourir à la phytothérapie après que votre médecin ait fait pratiquer la coloscopie nécessaire pour éliminer toute suspicion de lésion organique, tout polype suspect.

Soigner la colite par les plantes

Dans ces problèmes de côlon irritable, le fenouil, la menthe, l'anis, le charbon végétal sont précieux.

Le fenouil est un antispasmodique. Il combat gaz et ballonnement abdominal. C'est la plante incontournable.

Conseils hygiéno-diététiques

Évitez les excitants, surtout le café, le vin blanc, le champagne. Le café au lait est pour vous un véritable poison. Supprimez le pain frais, légumes secs, artichauts, bananes, tous très gazogènes. Surtout diminuez votre consommation de crudités, fruits et légumes. Faites cuire tant que votre intestin n'est pas totalement cicatrisé. Prenez vos repas à heures régulières. Mastiquez lentement, régulièrement, longtemps : 20 fois chaque bouchée dit Lao Tseu, le pape du taoïsme. Enfin, surtout pas de laxatif irritant. Chez tous les colitiques on retrouve un terrain anxieux, dépressif. Aussi calmez-vous, relaxez-vous. Une gymnastique douce, type Ehrenfried et le yoga vous conviennent tout à fait.

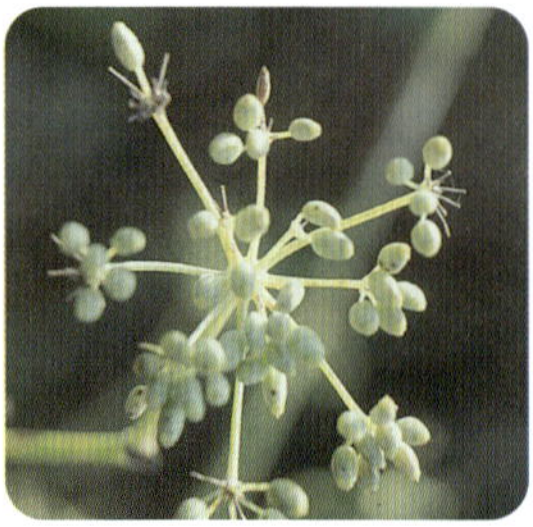

La menthe poivrée *(Mentha piperita)* épaulera l'action bénéfique du fenouil. Depuis sainte Hildegarde de Bingen, la menthe est employée comme eupeptique, permettant de mieux digérer. Elle est carminative, facilitant l'expulsion des gaz douloureux. Son odorante feuille calme brûlures et spasmes intestinaux. La présence d'une essence riche en menthol associée à des flavones dérivées de l'apigénol justifie son efficacité.

LE FENOUIL
Nom latin: *Foeniculum vulgare dulce*
Famille des Ombellifères

Cette belle plante aromatique originaire du bassin méditerranéen est cultivée un peu partout. Connue dès l'Antiquité pour ses vertus toniques, elle avait la réputation d'éloigner les mauvais esprits. Sa délicate saveur anisée agrémente bien des plats. Un loup flambé au fenouil est un plaisir gastronomique en même temps qu'une agréable source de santé. Très tôt elle a été préconisée contre les spasmes digestifs, gastriques et intestinaux.
Sa racine entre dans la composition du traditionnel « Sirop des 5 racines »: fenouil – ache – asperge – petit houx – persil, tonique, diurétique, antispasmodique, une cuillerée à soupe par jour.
Ce sont les graines qui sont médicinales. Renfermant une forte proportion d'essence à base d'anéthol, elles ont la propriété de calmer spasmes et douleurs abdominales. Inhibant la formation des gaz intestinaux en bloquant lors de la digestion toute fermentation excessive de nos aliments, le fenouil est le remède idéal du côlon irritable avec son lot de ballonnements, de lourdeurs, de gonflement post-prandiaux et d'aérophagie.

VOTRE ORDONNANCE PHYTO

Pour combattre pesanteur post-prandiale, brûlures, crampes, spasmes intestinaux, prenez à midi et au dîner 1 gélule de fenouil (poudre totale) et 1 gélule de menthe poivrée (poudre totale).

Vous pouvez aussi faire préparer par votre pharmacien ces gélules: menthe (poudre totale) 150 mg, fenouil (poudre totale) 150 mg pour 1 gélule de 300 mg. Prenez 1 gélule à midi et au dîner.
Cure de 1 mois à renouveler éventuellement.

Complétez ce traitement, si vous êtes très ballonné en ajoutant au coucher 2 gélules de charbon végétal qui adsorbe les gaz et en prenant après dîner une infusion d'anis étoilé *(Anisum stellatum)*, particulièrement carminative.

La constipation frappe un Français sur trois, principalement des femmes.

CONSTIPATION

Une diminution de la motricité du gros intestin est le plus souvent en cause, mais également des spasmes du rectum. La constipation est en général chronique. D'ailleurs toute constipation d'apparition inopinée, durant plusieurs jours nécessite un examen médical précis voire une coloscopie, surtout après 50 ans pour dépister d'éventuels polypes ou un rétrécissement intestinal de fâcheux pronostic.

Traitement classique

Le traitement habituel fait appel à des laxatifs doux de type osmotique (macrogol), des antispasmodiques. L'adjonction de fibres sous forme de son est malheureusement irritante.

Soigner la constipation par les plantes

Les plantes seront particulièrement précieuses pour traiter les constipations banales. Ce sont **ispaghul,** artichaut, mauve.

Le boldo *(Peumus boldus),* par l'action de ses feuilles possède d'intéressantes propriétés cholagogues accroissant la sécrétion de la bile, et cholérétiques facilitant son écoulement. Il facilite le transit intestinal. Ses propriétés résultent de la présence d'une essence riche en cinéol et ascaridol, d'alcaloïdes nombreux (une dizaine, dont le plus connu est la boldine) et de flavones.

Et au menu ?

Adoptez un régime riche en fibres, c'est-à-dire en légumes et fruits, crus ou cuits pour les intestins fragiles.

Essayez cette recette simple et agréable : au dîner mangez 3 pruneaux + 3 figues sèches + 3 noix. Vos selles au matin seront régulières et bien moulées.

Et surtout buvez suffisamment, au moins 2 litres de liquide par jour. Faites de l'exercice. La sédentarité constipe. Donc gymnastique abdominale. Marche à pied, 1 heure par jour.

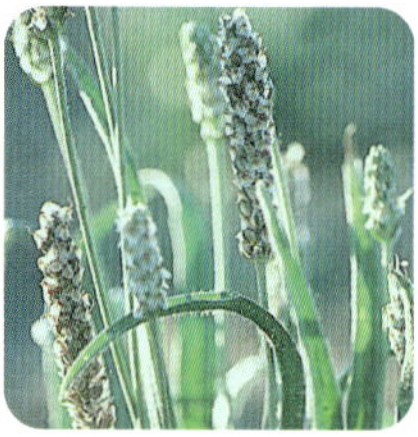

Cette synergie alcaloïdes-flavones-essence est à la base de l'action hépato-stimulante du boldo qui, en facilitant la digestion et la progression du bol alimentaire, combat efficacement toutes les constipations résultant de la stase intestinale.

La bourdaine et **le séné** sont des purgatifs « drastiques » ramonant énergiquement la muqueuse du côlon par les dérivés antraquinoniques qu'ils contiennent. À ne prendre qu'en cas d'extrême nécessité et sur un court laps de temps.

L'ISPAGHUL

Nom latin: *Plantago ovata*

Famille des Plantaginacées

Il s'agit là du plantain rose ou psyllium indien. Cette plante pakistanaise ou indienne fournit des graines plus riches en mucilage (jusqu'à 30 %) que le psyllium noir français (12 %). Mais c'est le tégument de la graine qui en est le plus riche (40 %) et qui est utilisé pour combattre l'inertie intestinale. Un gramme de tégument absorbe 40 fois son poids d'eau pour donner un gel non assimilable par l'intestin. Ce gel lubrifie le bol fécal, apaise les muqueuses irritées et régularise le transit : c'est un bon médicament des constipations et du côlon irritable. Sans toxicité, il peut être prescrit au long cours chez l'adulte, sauf en cas de syndrome occlusif. Les yogis indiens l'utilisent largement pour purifier leur intestin. Ils le considèrent comme un don de Vishnou.

VOTRE ORDONNANCE PHYTO

Prendre 1 gélule ou 1 sachet d'ispaghul et 1 gélule de boldo à midi et au dîner. Boire un grand verre d'eau dans l'heure qui suit la prise d'ispaghul.

Il existe de nombreuses tisanes pour drainer les constipés.
Certaines sont irritantes pour la muqueuse intestinale.
Elles contiennent de la bourdaine ou du séné.
Une formule agréable de tisane déconstipante et non irritante: framboisier (feuilles) 10 g, serpolet (écorce) 10 g, souci 30 g, chardon-Marie 30 g.
Faire infuser 30 g de ce mélange 10 minutes dans 1/2 l d'eau. Filtrer, laisser reposer et boire 1 bol après dîner, sucré au miel de thym.

L'épisode de blocage passé, il convient de favoriser la rééducation de l'intestin par l'ispaghul, 2 à 3 gélules par jour.

Pour les enfants, nous conseillons:

guimauve (poudre) **réglisse (poudre)** **lactose**	**à quantité égale qsp 1 g pour 1 paquet**

1 à 3 paquets par jour selon l'âge du petit constipé, le matin à jeun.

Une crampe résulte de la contraction involontaire douloureuse d'un muscle ou d'un groupe de muscles.

CRAMPES

Les crampes peuvent s'installer pour un temps plus ou moins long et se répéter désagréablement. Ces crampes sont dues soit à un effort intense provoquant l'accumulation d'acide lactique dans le muscle, crampe du sportif, soit à un geste répétitif et prolongé, comme la crampe de l'écrivain, soit à une mauvaise circulation veineuse. Dans ce dernier cas la crampe apparaît au mollet lorsqu'on s'étire brusquement. Certaines femmes souffrent ainsi systématiquement de crampes, dès qu'elles se mettent au lit.

Traitement classique

La médecine est bien désarmée devant ces crampes répétitives. On prescrit en général un mélange de quinine et vitamines B qui, sans être très actif, n'est pas dénué à la longue, d'effets pernicieux sur le foie. Pour combattre ces crampes il faut drainer le tissu musculaire et éliminer l'acide lactique formé, stimuler la circulation sanguine et enfin jouer sur l'équilibre minéral car le syndrome crampoïde coexiste souvent avec un déséquilibre des ions calcium, potassium, sodium et magnésium.

Conseils hygiéno-diététiques

Pour faire passer une crampe douloureuse du mollet, marchez pieds nus sur un carrelage froid.

Évitez l'alcool et le tabac. Enrichissez votre alimentation en vitamines du groupe B et prenez 2 gélules de levure de bière au petit déjeuner avec une orange pressée. Enfin n'oubliez pas ce vieux truc, un morceau de savon de Marseille au fond du lit, entre les draps, ça marche parfois. Enfin, mangez des lentilles c'est un bon légume anti-crampes.

Parfois des crampes répétitives sont les prémisses d'une grave affection neurologique, d'où l'intérêt d'un examen médical.
À noter que l'homéopathie dispose d'un excellent remède, *Cuprum 5 CH :* 4 granules dès que la crampe apparaît.

Soigner les crampes par les plantes

Deux plantes vont vous aider à combattre vos crampes : **le lithothame,** rééquilibrant ionique et la simple **queue de cerise,** riche en potassium. Dioscoride la recommandait déjà. En l'occurrence le pédoncule de la cerise griotte est un énergique dépuratif diurétique par sa richesse en sels potassiques. Il favorise l'élimination des déchets et nettoie ainsi le tissu musculaire. Il intervient également dans l'équilibre ionique et complétera l'action du lithothame. Vous pourrez également utiliser d'autres plantes comme l'ail, le petit houx, l'hamamélis et le mélilot qui facilitent la circulation artérielle et veineuse.

LE LITHOTHAME
Nom latin : *Lithotamnium calcareum*
Famille des Corallinacées

Il s'agit d'une petite algue calcaire qui a la curieuse propriété de fixer intensément sur son thalle, c'est-à-dire la partie végétale de l'algue, tous les éléments minéraux contenus dans l'eau de mer, calcium, magnésium, potassium, fer, autres oligo-éléments.
Ce lithothame exerce donc un effet reminéralisant très bénéfique mais de plus, il rééquilibre la balance acide-base de notre organisme. Du fait de notre alimentation, nous sommes trop « acides », d'où un déficit en oxygène du tissu musculaire générateur de crampes. Le carbonate de calcium apporté par le lithothame neutralise cette acidité et évite donc l'apparition des crampes.
C'est un remède moderne à ne pas négliger dans les crampes répétitives.

VOTRE ORDONNANCE PHYTO

Vous pouvez consommer le soir un grand bol de tisane de queues de cerises mais il est peut-être plus simple et plus efficace de recourir aux gélules de plante totale. Si vous êtes victime de crampes répétées pour lesquelles votre médecin ne trouve pas d'origine bien précise, prenez par période de 15 jours entrecoupée de repos :

3 fois par jour 1 gélule de lithothame et 1 gélule de queues de cerise.

Massez vos mollets et orteils douloureux avec cette crème stimulante de la circulation :
***Ruscus aculeatus* TM**
***Melilotus officinalis* TM**] **à quantité égale qsp 5 g**
***Arnica* TM**
Excipient non gras transcutané qsp 50 g à mélanger pour un tube.

CRISE DE FOIE

Le foie est un organe noble qui fait parler de lui dans notre douce France. Tout le monde a, peu ou prou, mal au foie.

Véritable laboratoire sécrétant la bile, extrayant de nos aliments les nutriments indispensables à notre survie, neutralisant les toxines ingérées, le foie est parfois bien surmené dans notre pays de bonne bouffe. Et il le manifeste par différents troubles : nausées, vomissements, diarrhées, la classique « crise de foie » qui appartient à notre patrimoine culturel.

Si vous êtes sujet à des crises hépatiques répétées, un examen médical s'impose. Il ne faudrait pas ignorer des calculs présents dans votre vésicule ou une hépatite d'origine virale. Une échographie, une analyse biologique avec recherche de transaminases, enzymes dont le taux augmente en cas d'inflammation du tissu hépatique, renseigneront votre médecin.
Le plus souvent il s'agit d'un encombrement biliaire que quelques médications à base de plantes vont magnifiquement drainer.

Conseils hygiéno-diététiques

Si vous avez le foie fragile, le soir au lit appliquez sur le côté une bouillotte chaude (pas trop pour ne pas vous brûler) à conserver 20 mn. Votre foie se décongestionnera.

Évitez évidemment les aliments lourds, toxiques, indigestes. Peu de vin, pas de mayonnaise, ni de crème fraîche qui chatouillent la vésicule. Méfiez-vous du jaune d'œuf et de la charcuterie. Tenez compte de vos sensibilités personnelles.

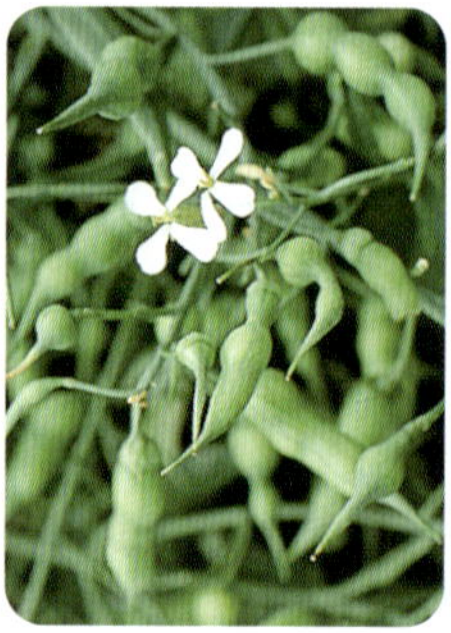

Soigner la crise de foie par les plantes

Les plantes bonnes pour le foie sont innombrables. Artichaut, romarin, boldo, fumeterre, chardon-Marie, **radis noir** sont parmi les plus actives. **L'aubier de tilleul,** deuxième écorce du tronc du tilleul de Carpentras est la zone de circulation de la sève. On y trouve des coumarines et des flavones lui conférant des fonctions dépuratives et surtout une action antispasmodique sur la vésicule biliaire – il calme les douleurs des coliques hépatiques.

LE RADIS NOIR
Nom latin: *Raphanus sativus niger*
Famille des Crucifères

Cette plante acclimatée dans nos jardins a une racine dont les vertus médicinales sont connues depuis la plus haute antiquité. Elle figure déjà dans le papyrus égyptien découvert par Ebers remontant à 1500 ans environ av. J.-C. ainsi que dans le Codex du grec Théophraste (300 ans av. J.-C.). Cette racine au corps blanc enrobée d'écorce noirâtre renferme de nombreux composés organiques soufrés drainant foie et vésicule biliaire, éliminant toxines et déchets. Elle est à la fois cholérétique, augmentant la sécrétion biliaire et cholagogue, facilitant l'écoulement de la bile. Il existe des gélules préparées à partir d'une poudre totale cryobroyée bien commode à l'emploi.
On peut préparer soi-même ce sirop de bonne femme avec un beau radis noir. L'éplucher, le couper en rondelles à disposer dans une assiette. Ajouter un peu d'eau et de sucre roux. Laisser macérer toute la nuit. Le lendemain, récolter le suc ainsi dégagé et consommer pendant quelques jours d'affilée à jeun deux cuillerées à café dans un jus de citron tiède. Rien de tel pour éclaircir le teint, nettoyer la langue et se sentir frais et dispo.

VOTRE ORDONNANCE PHYTO

En cas de crise de foie, prenez 1 gélule de radis noir 3 fois par jour.

Si la crise est très douloureuse avec migraines et vomissements, préférez 1 gélule d'aubier de tilleul 3 fois par jour.

Pour drainer votre foie et éviter le retour des crises, évacuez les boues qui encombrent la vésicule: 10 jours par mois, absorbez le matin à jeun avec un jus de citron tiède, 2 gélules de radis noir. Recouchez-vous 20 mn allongé sur le côté droit, le côté du foie.

Après dîner, prenez cette tisane: artichaut feuilles, romarin, boldo, feuilles anis vert (50 g de chaque). 2 cuillerées à café du mélange à infuser 5 mn dans un quart de litre d'eau.

La cystite est une inflammation de la vessie extrêmement douloureuse due en général à une infection bactérienne.

CYSTITE

La cystite se traduit par de vives brûlures à la miction. Les urines sont troubles, peu abondantes, parfois hémorragiques et les mictions, impérieuses.

Les femmes sont plus souvent victimes de cystite que les hommes. Elles ne boivent pas assez. Du fait de la configuration anatomique, la vessie féminine est contaminée par un colibacille d'origine intestinale. Les règles, une grossesse, la chaleur de l'été sont des facteurs favorisant l'infection urinaire. Chez l'homme, l'infection urinaire a pour point de départ la prostate qu'il convient d'explorer. Un avis médical est nécessaire.

Traitement classique

Le traitement d'une crise de cystite fait appel à des anti-infectieux, des antibiotiques urinaires et à des antalgiques. Une échographie vérifiera l'absence de reflux vessie-rein. Mais le gros problème est celui des rechutes car les crises de colibacillose ont tendance à récidiver interminablement et peuvent devenir une véritable infirmité.

Conseils hygiéno-diététiques

Le respect d'un certain nombre de règles hygiéniques élémentaires vous permettra de sortir du cycle infernal des cystites récidivantes. Vous devez boire régulièrement et suffisamment. Les hommes boivent des quantités correctes de liquides mais pas autant que ce qu'ils devraient. Les femmes ne boivent jamais assez. 1,5 l à 2 l d'eau par jour sont indispensables. Évitez le café irritant pour la vessie et remplacez-le par une infusion de thym le matin, bactéricide et antiseptique. Évitez aussi vin blanc et champagne, asperge, cresson, poireaux qui sont irritants pour la vessie.

Essayez enfin un sevrage en lait et aliments lactés : durant 1 mois, éliminez lait naturel ou en poudre, yaourts, fromages, glaces, beurre. Cela facilite vos défenses immunitaires urinaires.

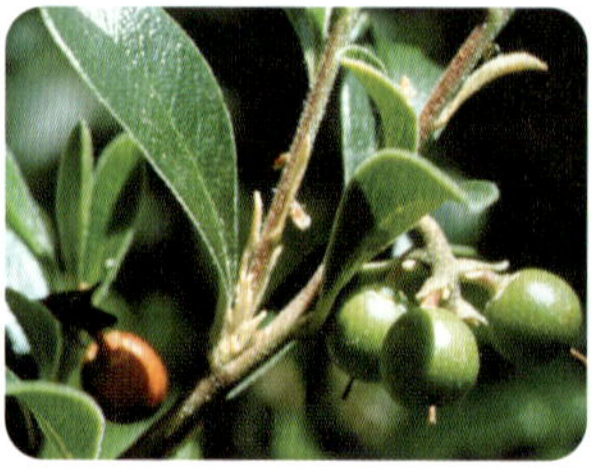

Soigner la cystite par les plantes

Les plantes désinfectantes de la vessie sont nombreuses et efficaces. Piloselle, myrtille, buchu, genévrier, cassis, garance. Mais les meilleures amies de notre vessie sont **la bruyère, la busserole** et **la canneberge.** Elles sont désinfectantes, apaisantes et calmantes. Les tanins, anthocyanes et flavonoïdes présents ont une action anti-inflammatoire sur les parois vésicales à effet antalgique. L'action diurétique permet de réaliser un drainage de l'appareil urinaire éliminant plus facilement bactéries et toxines sécrétées.

LA BUSSEROLE
Nom latin: *Arctostaphylos Uva ursi*
Famille des Éricacées

C'est un petit arbrisseau aux longues tiges rampant sur le sol et s'intriquant en buissons d'une grande densité. La busserole comme la myrtille se développe sur des sols rocailleux en demi-altitude dans tout l'hémisphère Nord. Son nom latin signifie « Raisin d'ours » car le sympathique plantigrade d'autrefois raffolait de ces petites baies rouges. Sa feuille est médicinale. La busserole contient un glucoside antharaquinonique, l'arbutoside qui au contact du foie libère une hydroquinone éliminée par les voies urinaires. Or cette substance, base de la plupart des antiseptiques urinaires, possède des propriétés bactéricides marquées contre le colibacille et les germes apparentés – *Proteus, Klebsiella, Aérobalter.* La busserole est donc diurétique et antiseptique. Très efficace au long cours pour nettoyer des appareils urinaires infectés.

Ce sont surtout la bruyère et la busserole qui s'associent parfaitement dans tous les problèmes de cystite.

VOTRE ORDONNANCE PHYTO

En cas de crise aiguë de cystite, prendre 3 fois par jour 1 gélule de busserole et boire 2 à 3 litres d'eau (Volvic ou Mont Roucous) en faisant infuser une poignée de feuilles de cassis ou 1 cuillerée à soupe de fleurs de bruyère séchée.

En cas de cystites récidivantes et à titre préventif, prendre 20 jours par mois :
– le matin 1 gélule de busserole et 1 gélule de cassis ;
– le soir 1 gélule de bruyère et 1 gélule de myrtille.

DÉPRIME

Depuis les temps immémoriaux, les plantes ont été consommées pour oublier soucis et chagrins. Depuis Noé, le jus de raisin vineusement fermenté a euphorisé une partie de l'humanité.

Pour répondre à ce vaste besoin de bonheur, la chimie a multiplié les tranquillisants. Ils appartiennent à la fameuse famille des benzodiazépines. À la longue, ils altèrent la mémoire. Dans les cas sévères, la dépression est une maladie grave nécessitant une prise en charge par un psychiatre. Le risque suicidaire est majeur.

Traitement classique

Des molécules anti-dépressives ont été mises au point. Elles agissent positivement après un certain délai mais ne doivent pas être prolongées trop longtemps.

Soigner la dépression par les plantes

Les plantes peuvent toujours aider celui qui avec l'accord médical décide de s'en sortir sans chimiothérapie.

Le millepertuis, par son action cortico-stimulante et sérotoninergique est indiqué en premier lieu. Le houblon a lui une action plus sédative. Cette plante grimpante aux petites feuilles palmées

Conseils hygiéno-diététiques

Cultivez les idées positives. Chassez les idées noires et négatives. Le bain de siège froid selon la méthode de Kuhn, disciple de l'abbé Kneipp est un très bon appoint hydrothérapique. Le soir avant de gagner votre lit, immergez cette partie fort intéressante de votre personnalité dans une cuvette d'eau fraîche. Restez 10 mn. Puis séchez en frictionnant énergiquement au gant de crin. Ce bain sera encore plus anti-dépressif, si vous ajoutez quelques gouttes d'huile essentielles d'Ylang dispersée dans un peu de bain mousse. Cette essence délicieusement aromatique est un excellent tonique cérébral. Mangez des moules (elles sont anti-dépressives car riches en glycogène) et du poisson gras plus souvent (maquereau, sardine, saumon). Ils sont riches en acides gras oméga-3 reconnus pour améliorer les états dépressifs. Vous pouvez prendre également des gélules d'huiles de poisson.

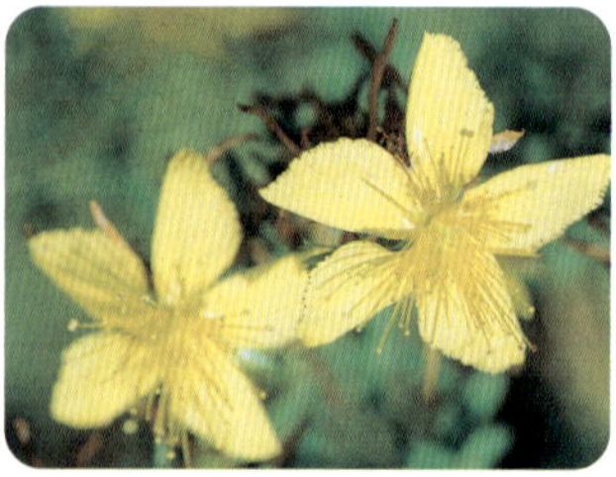

rappelant celles de la vigne a été introduite en Alsace au XIIe siècle. Le houblon calme avec succès les états anxieux, phobiques et cette grande tristesse caractéristique des états dépressifs. C'est un bon inducteur du sommeil. Dans les insomnies du déprimé, nous conseillons 2 gélules de houblon au dîner et 2 au coucher. Ce traitement a toujours donné d'excellents résultats. **L'avoine** est un tonique nerveux. La gracieuse et folle avoine est une graminée céréale cultivée pour sa valeur nutritive. Les graines sont énergétiques par leur apport en vitamines, surtout E, en sels minéraux, en protéines. La présence d'un alcaloïde, la gramine, lui confère en outre des propriétés anxiolytiques utiles dans les dépressions nerveuses.

Pour en savoir plus : Dr Michel Roussel : *Millepertuis : antidépresseur naturel.* Alpen Éditions, Monaco, 2003.

LE MILLEPERTUIS
Nom latin : *Hypericum perforatum*
Famille des Hypéricacées

De nombreuses études cliniques ont démontré ses propriétés anti-dépressives. Cette jolie inflorescence jaune d'or fort commune, pousse le long des chemins, des prairies. Par transparence, sa petite feuille laisse apparaître des dizaines de minuscules points clairs, autant de roches où est sécrétée l'essence caractéristique. Cette herbe de Saint-Jean au suc rougeâtre évoquant le sang versé par Jean-Baptiste martyrisé était déjà prônée en médecine populaire pour calmer anxiété, irritabilité et soulager la migraine. On en prépare par macération une huile vulnéraire pour blessures et traumatismes.
Les sommités fleuries sont anti-dépressives grâce à la présence d'hypéricine. Cette substance, tout comme certains antidépresseurs classiques inhibe la recapture d'un neurotransmetteur important, la sérotonine, dont le taux est anormalement abaissé chez le déprimé. L'humeur s'en trouve ragaillardie.
Le millepertuis a peu d'effets secondaires mais il peut sensibiliser les peaux fragiles, claires aux rayons du soleil entraînant lors d'expositions prolongées de douloureuses lucites et dermites. Il faut donc se protéger du soleil, user de crèmes anti-solaires.
Il ne doit pas non plus être associé à un traitement antidépresseur classique car il ferait double emploi. Il est contre-indiqué chez la femme enceinte et l'enfant.
Avant d'avoir recours à cette plante, demandez conseil à votre médecin.

VOTRE ORDONNANCE PHYTO

Dans les états dépressifs modérés, réactionnels au stress, aux chagrins, aux soucis, on prescrit :
– millepertuis 2 gélules le matin,
– avoine 1 gélule à midi et 1 gélule au dîner,
– houblon 2 gélules au coucher.

Le diabète se caractérise par l'élévation du taux de sucre dans le sang, défini par la glycémie. Normalement cette glycémie est de 1 g par litre ± 10 %. Au-dessus, gare au diabète!

DIABÈTE

La glycémie est régulée par la sécrétion d'une hormone par le pancréas, l'insuline. Il existe 2 sortes de diabète, le diabète insulino-dépendant qui est déterminé génétiquement et apparaît dès l'enfance. Le pancréas est dans l'incapacité de fabriquer suffisamment d'insuline. Il faut donc administrer cette hormone par piqûre. Le traitement est donc purement médical. La phytothérapie ne peut être qu'un appoint. Et puis il y a le diabète gras, dit encore floride, diabète non insulino-dépendant (DNID). C'est le diabète de la cinquantaine qui touche surtout les adultes grassouillets ayant abusé de la bonne chère. Leur pancréas fatigué a en partie épuisé ses réserves naturelles d'insuline.

La diététique avant tout!

Vous devez impérativement perdre du poids, 15 % en 6 mois. Supprimez les sucres rapides (sucre, miel, confiture, pâtisseries). Surveillez votre consommation de graisse: charcuterie, fromages. Évitez les sodas sucrés.

Consommez après dîner un bon bol de tisane de pelures de pommes, diurétique et hypoglycémiante. Pelez 2 ou 3 belles pommes bio et faites bouillir la pelure 5 mn dans un quart de litre d'une eau de Volvic ou d'Évian ou Mont Roucous. Votre régime sera donc hypocalorique avec une ration journalière comprise entre 1 200 et 1 600 calories selon votre excès de poids. La répartition entre les nutriments doit rester équilibrée pour éviter les pics de glycémie:
- 50 % de glucides lents apportés par les amidons du pain, des pâtes, du riz, des pommes de terre;
- 30 % de lipides non saturés, huile d'olive, huile de noix, huile de saumon (2 à 3 gélules par jour), margarines spéciales;
- 20 % de protides, viandes, de préférence volailles, poissons, blanc d'œuf.

N'hésitez pas à ce propos à prendre l'avis d'un diabétologue spécialisé.

Consommez tous les soirs 3 noix – les noix sont de bons protecteurs contre l'athérosclérose. Enfin, prenez un complément alimentaire de chrome; cet oligo-élément améliore la sensibilité à l'insuline.

Ayez une activité physique régulière. Grimpez à pied vos escaliers. Faites, après examen cardiaque, raisonnablement du sport.

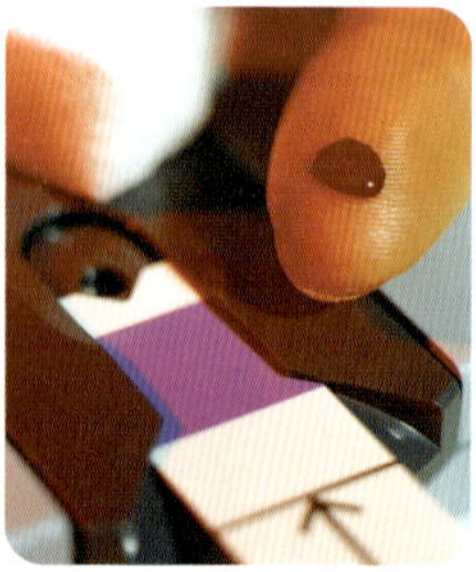

L'OLIVIER

Nom latin : *Olea europea - Oleaceae*
Famille des Oléacées

L'arbre sacré de la Méditerranée, cher aux Grecs et aux Romains, fait baisser la glycémie et augmente la diurèse. Il fait baisser également la tension artérielle, le cholestérol sanguin (le LDL, le « mauvais »), en remontant le HDL, le bon. Il fait baisser aussi les triglycérides. L'olivier exerce une action hypotensive par un séco-iridoïde, l'oleuropéoside et des hétérosides contenus dans ses feuilles. Ces principes sont vaso-dilatateurs, spasmolytiques, anti-arythmiques, régulateur du cœur et des artères. L'olivier prend donc en charge non seulement la glycémie mais également tout le terrain vasculaire fragile chez le diabétique qui est menacé d'artérite, de lésions rétiniennes et d'infarctus. C'est un remarquable piégeur de radicaux libres. Il est antioxydant. Il régule l'axe pancréas-foie-rein-artère-cœur et de fait, il est tout à fait nécessaire aux diabétiques.

Traitement classique

Le premier traitement du diabète gras est le régime. Ensuite de nombreux médicaments peuvent venir en aide : sulfamides, metformine... Ils augmentent la sécrétion pancréatique.

Soigner le diabète par les plantes

La phytothérapie contribuera à réguler la glycémie et suffira seule dans le diabète gras à condition toujours qu'elle s'accompagne d'une perte de poids et d'une alimentation raisonnable où les quantités de sucre seront contrôlées et équilibrées.

Plusieurs plantes sont indiquées : laitue, lampsane, galéga, ortie, oignon, myrtille. **Le fenugrec** *(Trigonella foenum graecum)* au goût puissant est cultivé en Chine et en Inde. Les graines de cette légumineuse contiennent des protéines, la trigonelline et un acide aminé qui stimule la sécrétion pancréatique d'insuline. **La bardane** a une action pancréatico-stimulante grâce à ses acides malique et tartrique. L'eucalyptus est également anti-diabétique.

Mais notre préférence va à l'olivier, véritable panacée des maladies de la nutrition. Il est désintoxiquant, hypoglycémiant, vasculo-protecteur.

Pour en savoir plus : Dr Éric Ménat : *La Diététique du diabète*. Alpen Éditions, Monaco, 2002.

VOTRE ORDONNANCE PHYTO

2 gélules de fenugrec le matin + 2 gélules d'olivier à midi + 2 gélules de bardane au coucher, le tout par périodes de 3 mois entrecoupées de périodes de 2 mois où vous prendrez 2 gélules de myrtille le matin, 2 gélules d'oignon à midi et 2 gélules d'eucalyptus au coucher.

Puis recommencez la première cure et ainsi de suite 3 ou 4 fois par an.

Une diarrhée se définit comme une accélération momentanée et inopportune du transit intestinal.

DIARRHÉE

Une diarrhée aiguë peut avoir une origine infectieuse. Elle peut résulter d'un excès alimentaire ou d'un stress important. La diarrhée s'installe parfois de manière durable ; elle nécessite alors un avis médical pour éliminer une cause organique : tumeur, maladie de Crohn, recto-colite hémorragique. Parfois en fait, elle dissimule une constipation.

Traitement classique

La médecine classique vous traitera par des anti-diarrhéiques bloquant la motricité colique. Il s'ensuit souvent une période de constipation pénible. En cas d'infections, des antiseptiques intestinaux vous seront prescrits. Mais votre foie les supporte souvent mal.

Soigner la diarrhée par les plantes

Les plantes peuvent vous aider lorsqu'il ne s'agit pas évidemment d'un cataclysme intestinal. Nous jouerons sur 4 plans thérapeutiques :

– astringent et antiseptique : **les baies de myrtille ;**

– antispasmodique : **l'angélique ;**

Et au menu ?

En cas de diarrhées aiguës suivez ce régime : ni légumes, ni fruits crus ; préférez viandes blanches grillées, jambon, poisson poché. Mangez riz, carottes cuites, pâtes, compotes et yaourts. Consommez une cuillerée de confiture de myrtilles.

N'oubliez jamais qu'en cas d'intoxication alimentaire, une diarrhée explosive est une porte de sortie aux toxines qui vous empoisonnent. Ne coupez jamais brutalement cette élimination naturelle. Désintoxiquez-vous par le régime, les plantes et le charbon végétal. Si votre intestin est habituellement un peu lâche, prenez à titre de pansement intestinal, 1 à 2 gélules par jour d'argile blanche et remplacez le café par le thé.

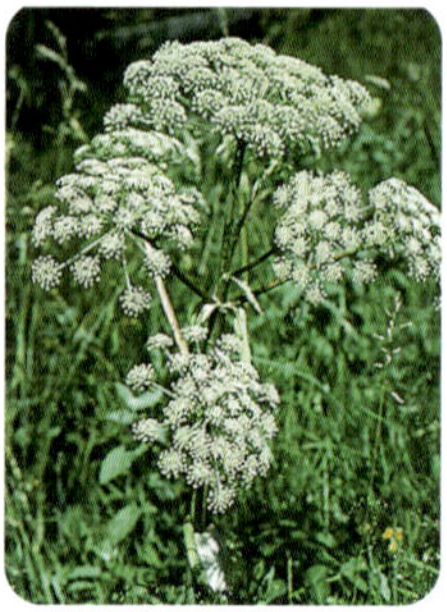

L'ANGÉLIQUE
Nom latin : *Angelica archangelica*
Famille des Apiacées

Cette plante se rencontre à l'état sauvage dans les massifs montagneux des Alpes et des Pyrénées. Elle est actuellement cultivée pour ses longues tiges utilisées pour leur parfum délicat en fruits confits et pâtisseries. Sa racine est médicinale car contenant une essence apéritive et stomachique (0,3 à 0,6 %) bénéfique pour tout le tube digestif. Antispasmodique, elle apaise et ralentit les contractions intestinales empêchant la formation de gaz douloureux. La variété asiatique est très prisée de la médecine chinoise.
Elle a révélé des propriétés immuno-stimulantes : elle augmente la production d'interféron.

– pansement intestinal : le charbon végétal adsorbe gaz, bactéries et désinfecte ;
– rééquilibrant de la flore intestinale : la levure de bière.

Les fruits de myrtille sont riches en tanins astringents aux propriétés anti-diarrhéiques. La présence d'anthocyanosides qui leur donnent leur couleur bleu-ardoise leur confère des propriétés antiseptiques, bactéricides et virulicides.

Le charbon végétal est préparé à partir de noix de coco carbonisées. Il subit un traitement spécial pour augmenter sa porosité aux gaz. Par voie orale c'est un adsorbant remarquable. Il fixe tout ce qui est indésirable : additifs alimentaires, résidus de pesticides toxiques provenant d'aliments indigestes ou avariés. Il désintoxique votre haleine qui redevient légère et votre teint s'éclaircit.

La levure de bière, poudre fine formée de milliards de minuscules cellules arrondies, levures du genre *saccharomyces,* reconstitue une flore intestinale malmenée, soit par les antibiotiques, soit par des accidents digestifs répétés (diarrhées, colites, constipation). Elle favorise la croissance des germes utiles, les saprophytes, en inhibant celle des germes nuisibles.

VOTRE ORDONNANCE PHYTO

Pour calmer une diarrhée, prenez 2 gélules matin et soir de baies de myrtille et de charbon végétal.

Ajoutez à midi 2 gélules d'angélique.

La diarrhée calmée, faites durant 20 jours 1 cure de levure de bière : 4 gélules par jour pour réensemencer votre intestin et éviter toutes mycoses intestinales liées à un champignon du type *Candida.*

Ballonnements, lourdeurs d'estomac... La digestion difficile est chose courante et se manifeste à des degrés divers.

DIGESTION DIFFICILE

Un avis médical est tout de même nécessaire pour éliminer l'hypothèse d'un ulcère, d'une hernie hiatale ou d'une lithiase. Souvent il ne s'agit que de spasmes gastriques ou d'insuffisance biliaire ou pancréatique. C'est la dyspepsie.

Généralement, on rencontre deux types de symptômes :

– soit digestion lente, ballonnements avec gaz, pesanteur post-prandiale, bouche pâteuse, mauvaise haleine, constipation, somnolence ;

– soit brûlures, crampes, nausées. Vous rotez, vous êtes victimes de dyspepsie spasmodique.

Traitement classique

Le médecin vous conseillera des pansements gastriques et des « inhibiteurs de la pompe à proton » qui diminuent la sécrétion de l'acide gastrique.

Soigner les digestions difficiles par les plantes

Vous souffrez de digestion lente ? Menthe, mélisse, boldo, fumeterre vous conviennent. La fumeterre est riche en alcaloïdes vésiculo-stimulants. Cette herbe annuelle est « amphocholérétique ». Si votre vésicule fonctionne normalement, elle la draine simplement. Si vous êtes victime d'insuffisance biliaire, elle va avoir une double action, cholagogue, augmentant la sécrétion de bile et cholérétique facilitant son écoulement.

La menthe est « eupeptique » et accélère la digestion. **Une infusion de menthe** après un repas copieux facilite la digestion.

Et au menu ?

Pour soulager un estomac fragile, il faut évidemment au point de vue alimentaire, éviter épices, alcool, vin blanc, mets gras, charcuterie, fromages fermentés. Mangez lentement, bien détendu. Mastiquez 10 à 20 fois chaque bouchée. Supprimez le café. Le matin prenez un thé léger ou mieux une infusion de maté.

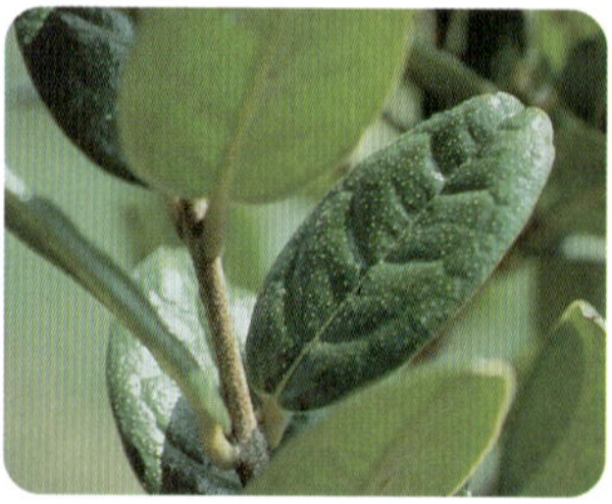

LE BOLDO
Nom latin: *Peumus boldus monimiacae*
Famille des Monimiacées

Cet arbuste, originaire du Chili vous apporte outre ses principes actifs, un alcaloïde précieux, la boldine de structure isoquinoléique. Cette boldine augmente la sécrétion de la bile par votre foie : elle est cholagogue. Elle accélère l'écoulement de cette bile au moment du passage du bol alimentaire : elle est donc cholérétique. Vous digérez infiniment mieux. La présence d'une essence à base de cymène et de cinéole potentialise l'action hépatotrope de la boldine.

La mélisse est excellente pour éviter ballonnement et gaz. **Le boldo** stimule tout le carrefour digestif: estomac-foie-vésicule biliaire-pancréas. Il convient dans tous les cas.

Si vous êtes victime de dyspepsie acide avec brûlures, rôts, crampes gastriques, prenez du fenouil et surtout de **la sauge.** La sauge est une labiée dont le prestige fut autrefois immense en médecine des plantes. Plante sacrée des Romains, Paracelse la faisait entrer dans ses breuvages de guérison pour tout ce qui est digestif. Elle agit par ses flavones et son essence. Celle-ci à haute dose, est convulsivante car elle contient de la thuyone. Mais dans la plante qui en renferme une faible dose (1 %), elle est régulatrice des sécrétions biliaire et gastrique. Antispasmodique, énergique, elle lève les spasmes bloquant la digestion. Sous son action, la muqueuse gastrique se détend et assimile mieux. De plus très tonique, anxiolytique, elle lutte contre le stress. Ajoutez, en pansement gastrique, de l'argile blanche, qui convient mieux que l'argile verte. Cette poudre minérale provenant d'argiles naturelles, les kaolins, lavées par les eaux de ruissellement et de pluie, tapisse alors la muqueuse gastro-intestinale dont elle facilite la cicatrisation.

VOTRE ORDONNANCE PHYTO

En cas de digestion lente prenez le midi et au dîner, 2 gélules de boldo et 2 gélules de fumeterre.

Après le repas prenez une infusion de feuilles de mélisse ou de menthe.

En cas de digestion acide, prenez 2 gélules, à midi et au dîner, de sauge et de boldo et une légère infusion de racine d'angélique après le repas. Ajoutez 1 gélule d'argile blanche avant chacun des repas.

Depuis que l'homme est homme, la douleur existe et l'homme a toujours essayé de la soulager.

DOULEUR

Les plantes furent tôt sollicitées. La jusquiame, le datura, le nénuphar, le lotus, furent mis à contribution. L'opium, suc du pavot *(Papaver Somniferum album)* originaire du Moyen-Orient, a une action analgésique majeure, du fait de ses alcaloïdes, en particulier morphine.

Malheureusement l'opium a des propriétés stupéfiantes. Il crée l'assuétude, on ne sait plus sans passer. On fume l'opium en Chine et en Inde. À partir de la morphine, on fabrique l'héroïne, la drogue la plus dure. De toute façon, l'opium brut n'est plus guère usité et la prescription de ses dérivés, morphine, codéine et paravéine, relève exclusivement du corps médical.

Soulager la douleur par les plantes

Des simples moins dangereux que l'opium nous aideront à combattre les syndromes douloureux. En fonction de la douleur, certaines plantes ont des indications précises. La douleur dentaire cède au plantain ou à la camomille. Les règles douloureuses s'apaisent avec la sauge et le houblon. La migraine s'améliore avec la partenelle, les douleurs de l'artérite avec le chrysanthellum, celles du rhumatisme avec l'harpagophytum, l'ulmaire, le saule blanc. **L'harpagophytum** est indiqué dans toute douleur ayant

Et au menu?

Si vous vous sentez tout endolori, mettez-vous pour quelques jours au régime végétarien. En supprimant viande, poisson mais en gardant légumes, fruits, œufs, fromage et surtout évitez le café qui vous rend moins résistant à la douleur. Prenez chaque soir 1 infusion préparée avec ce mélange: cassis (feuilles), vigne (feuilles), orthosiphon (feuilles), sauge (fleurs).

Si les douleurs persistent, consultez votre médecin.

pour origine une inflammation aiguë qu'il faut lever rapidement. Cette plante y parvient grâce aux deux importants iridoïdes que renferme sa racine, harpagoside et prulumbide dont les activités anti-inflammatoires et analgésiques ont été démontrées. Il n'est pas toxique.

Le saule blanc qui est notre « aspirine phytothérapique », est capable de juguler la douleur en potentialisant l'harpagophytum. L'écorce du saule renferme 2 glucosides, le salicoside et la salicine, qui absorbés par l'organisme sont métabolisés dans l'intestin en alcool salicylique puis oxydés au niveau du foie en acide salicylique végétabilisé hautement actif donc analgésique.

Sur un plan général et après qu'un avis médical ait éliminé toute origine organique grave de la douleur en cause, deux plantes sont indiquées presque systématiquement, l'harpagophytum et le pavot de Californie ou escholtzia, antalgique majeur, facile à se procurer et à mettre en œuvre.

LE PAVOT DE CALIFORNIE
Nom latin : *Escholtzia californica*
Famille des Papavéracées

Il est originaire de l'Ouest des États-Unis, la Californie. Depuis le XIXe siècle, il est cultivé en Europe pour ses belles fleurs jaunes d'or, ornement des jardins et des vitrines des fleuristes.
Nous l'avons minutieusement étudié avec le Dr Claude Bergeret (Paris) et nous avons démontré ses propriétés apaisantes, sédatives et analgésiques. Il les doit à ses alcaloïdes originaux, escholtzine, escholtzidine, surtout californidine.
Ni hypnotique, ni narcotique mais régulateur cortico-diencéphalique, l'escholtzia favorise l'endormissement, évite les réveils nocturnes. Myorelaxant, il combat le spasme dans tous ses aspects : musculaire, neurologique, digestif. Actif sur le centre cortical de la douleur, il est analgésique.
L'escholtzia est déconseillé chez la femme enceinte. Dans les traitements au long cours, la vue et l'état de la rétine doivent être régulièrement contrôlés par l'ophtalmologue.

Pour en savoir plus : Claude Bergeret et Max Tétau : *La Phytothérapie rénovée*. Éditions Maloine 1re édition, Paris, 1972.

VOTRE ORDONNANCE PHYTO

Devant un problème de douleur, nous prescrivons :

– En aigu (névralgies par exemple) : pendant une courte période de quelques jours prenez :
harpagophytum 2 gélules matin, midi et soir ;
saule blanc 1 gélule matin, midi et soir ;
escholtzia 2 gélules au coucher.

– En chronique, il convient d'être modéré :
harpagophytum 1 gélule matin midi et soir ;
ulmaire 1 gélule matin midi et soir ;
escholtzia 1 gélule au coucher.

ECZÉMA

L'eczéma est une réaction allergique du corps qui se manifeste par la peau.

L'eczéma se caractérise par une inflammation, l'éruption de vésicules suintantes, brûlantes et prurigineuses.

Il y a plusieurs origines à un eczéma.

– La dermatite atopique : cette affection exprime un terrain familial allergique. Elle débute dès les premiers mois de la vie et se traduit par des poussées d'eczéma sur le corps et le visage particulièrement récidivantes.

– L'eczéma de contact est une allergie à une substance sensibilisante : un métal comme le nickel du bracelet-montre, un produit ménager ou un cosmétique.

– Une infection locale : un champignon du type *Candida* peut également provoquer un eczéma, en particulier au niveau des parties génitales.

Traitement classique

Le traitement classique est purement local. Le médecin prescrit des pommades anti-inflammatoires et/ou antibiotiques, complétées par des désensibilisations spécifiques bien astreignantes. À noter que l'homéopathie, prenant en charge le terrain atopique selon son analyse propre, y fait merveille car elle soigne en profondeur.

Les bons réflexes

Sur le plan des soins locaux soyez très prudent. Moins on met de choses sur sa peau mieux cela vaut, du fait des risques d'allergies. Des pulvérisations d'eau d'Évian, d'eau d'Uriage, un peu de crème suffisent. Évitez les savons irritants. Portez des sous-vêtements en coton.

Suivez un régime plutôt végétarien. Peu de viande, pas d'alcool, des légumes, surtout riches en soufre (chou, asperge, cresson) et carotte, tomate, melon, abricot, orange, de l'huile d'olive, beaucoup d'eau et après les repas une infusion de feuilles d'ortie qui est un dépuratif cutané.

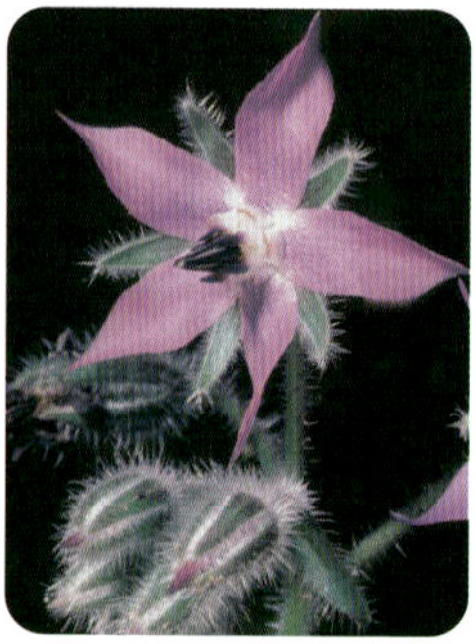

LA BOURRACHE
Nom latin: *Borago officinalis*
Famille des Boraginacées

Cette plante est particulièrement utile par l'huile extraite de ses graines. En effet, ses fleurs en forme d'étoile bleue céleste nous fournisent des graines dont on extrait par pression à froid une huile riche en acides gras essentiels, acide linoléique et surtout acide gamma-linolénique (18 à 25 %) précieux pour traiter la fragilité de la peau, des ongles et des cheveux. Elle augmente les défenses immunitaires cutanées. Elle favorise l'hydratation de la peau et combat rides et vergetures. Elle renforce les ongles et les cheveux. L'huile de bourrache prise régulièrement à raison de 3 gélules par jour, 20 jours par mois au long cours, assure beauté et santé de votre épiderme. C'est un remarquable remède de fond de l'eczéma.

Soigner l'eczéma par les plantes

La phytothérapie donne d'excellents résultats. De multiples plantes ont un tropisme cutané: bardane dans l'acné, fumeterre, saponaire, calendula, souci des jardins.

Trois simples sont particulièrement intéressants: pensée sauvage, plantain, bourrache et son huile immunostimulante.

La pensée sauvage est un excellent topique cutané. Elle a des propriétés cicatrisantes incontestables.

Le plantain est anti-inflammatoire et anti-allergique. Cette action spécifique est due à un ester osidique de l'acide caféique qui diminue la formation du leucotriène B4, substance libérée lors du conflit antigène-anticorps et qui est à l'origine des réactions inflammatoires allergiques pathologiques.

VOTRE ORDONNANCE PHYTO

Poussée aiguë : prenez matin et soir, 2 gélules de pensée sauvage, 2 gélules de plantain + 2 gélules d'huile de bourrache pendant 5 à 7 jours.

Puis prenez matin et soir : 1 gélule de pensée sauvage, 1 gélule d'huile de bourrache + 1 gélule de bardane jusqu'à cicatrisation complète.

La fatigue est un mal répandu. Nous sommes tous, peu ou prou, fatigués et la phytothérapie donne d'excellents résultats.

FATIGUE

Parfois il ne s'agit de rien du tout et fort heureusement, c'est le cas le plus souvent. On est allé au-delà des limites du raisonnable, on a trop tiré sur la corde. Mais parfois aussi la fatigue est le premier signe d'une maladie plus grave. D'où la nécessité de toujours consulter en cas de fatigue persistante.

Traitement classique

Les éternels fatigués ne trouvent que peu de secours auprès de la médecine classique. On leur prescrit des vitamines synthétiques, quelques remontants modestes. Au moindre soupçon de tristesse, les antidépresseurs seront administrés comme un vrai « coup de pied au derrière ».

Soigner la fatigue par les plantes

Les plantes sont là qui vont s'adapter à bien des situations.

En cas de surmenage et fatigue passagère, vous avez besoin d'un bon stimulant. **La kola** est alors la plante idoine. Le kolatier est un arbre cultivé en Côte d'Ivoire et au Nigeria. Ce sont les graines dites « noix » qui sont actives. Les Africains la consomment depuis des siècles. L'analyse a révélé la présence d'alcaloïdes stimulants, caféine, théobromine, combinés à des tanins. Libérés dans l'organisme progressivement ils évitent les à-coups brutaux.

En période d'examens, de concours, en période de convalescence, en appoint

Conseils hygiéno-diététiques

Votre fatigue prouve que vous ne prenez pas assez de repos, prenez des vacances. Couchez-vous tôt, les heures de sommeil avant minuit comptent double. Dînez légèrement, ne regardez pas la télé. Éteignez votre lumière à 22 h et si vous avez du mal à dormir prenez une infusion de fleurs d'aubépine. Le matin douche chaude puis froide. Friction au gant de crin. Et au petit déjeuner au lieu de thé ou café qui énerve, une tasse de romarin ou de maté qui tonifie. Mangez des fruits riches en vitamine C, orange ou kiwi et tous les matins, dégustez 1 cuillerée à café de miel de lavande. C'est un excellent stimulant!

diététique pour le sport, **la spiruline** *(Spirulina maxima)* est conseillée. Cette minuscule algue bleue pousse dans les eaux chaudes du lac Tchad. La spiruline est riche en protéines, plus de 55 % de son poids. Elle augmente la masse musculaire et tonifie les cellules grises du cerveau.

Le ginseng enfin, est un adaptogène défatigant qui adapte vos forces aux nécessités de votre travail.

Fatigue féminine : penser à doser le fer

Un quart des Françaises entre l'âge de la puberté et celui de la ménopause manque de fer, un déficit à l'origine d'une fatigue persistante s'il n'est pas corrigé. Il suffit souvent de consommer plus d'aliments riches en fer (boudin, foie – y compris foie gras !) pour voir l'énergie revenir. Mais le médecin pourra aussi prescrire un médicament à base de fer. Celui-ci doit être pris loin des repas, pour éviter les réactions indésirables entre le fer libre et les aliments. Chez l'homme, le manque de fer est rarement à l'origine de fatigue, sauf dans les cas de saignements occultes (ulcères de l'estomac, maladies intestinales).

Pour en savoir plus : Dr Daniel Scimeca : *Plus jamais fatiguée !* Alpen Éditions, Monaco, 2002.

LE GINSENG
Nom latin : *Panax ginseng* - Famille des Araliacées

Cette plante vivace aux feuilles palmées possède une racine célébrée par les Chinois pour ses vertus toniques et aphrodisiaques. Réservée autrefois à l'Empereur de Chine, elle connaît en Occident un vif succès depuis le IXe siècle.
La racine tubéreuse dont l'aspect évoque un sexe masculin renferme plus de 14 variétés de saponosides triterpéniques, les « ginsénosides ».
Le ginseng a une action tonique globale sur l'organisme. Il améliore les performances tant physiques qu'intellectuelles quel que soit l'âge.
Il accroît la mémoire et la rapidité des réflexes.
Il permet une meilleure adaptation de notre corps à l'effort en diminuant la sensation de fatigue, les douleurs musculaires et le taux d'acide lactique dans le sang. Il assure une meilleure oxygénation des muscles. C'est un grand « adaptogène » et un anti-sénescent. De plus, en augmentant la sécrétion de nos corticosurrénales, il stimule nos capacités sexuelles. C'est une vraie panacée d'où son nom savant de *Panax*.
En cas de fatigue nerveuse, lors de la préparation des examens par exemple, nous vous conseillons de prendre 2 gélules de ginseng matin et midi, 15 jours dans le mois.

VOTRE ORDONNANCE PHYTO

En cas de fatigue profonde, prenez durant 1 mois : kola, 1 gélule le matin + spiruline, 2 gélules midi et soir + ginseng, 2 gélules à midi.

Pour donner un coup de collier prenez 2 gélules de kola matin et midi au moment des repas, pendant une courte période.

Vous pouvez préparer un délicieux vin de Kola. Faites macérer 60 g de poudre de noix de kola durant 10 jours dans 1 litre de vin de Lunel ou de Muscat. Agitez de temps à autre. Filtrez. Conservez dans un endroit frais et consommez, sans abuser, un verre en apéritif au déjeuner et au dîner. À boire avec modération évidemment.

GOUTTE

Très douloureuse, la crise de goutte est une inflammation aiguë d'une articulation, en général le gros orteil.

Présent en excès dans l'organisme, l'acide urique précipite et cristallise dans les articulations. Les cristaux d'acide urique bloquent le cartilage et enflamment la synoviale. La goutte atteint plutôt l'homme d'âge mûr et est liée le plus souvent à un excès alimentaire.

Traitement classique

Le traitement vise à traiter rapidement la crise horriblement douloureuse et dans l'intervalle à normaliser le taux d'acide urique sanguin qui favorise la cristallisation. Ce taux ne doit pas dépasser 70 mg/l chez l'homme, 60 mg/l chez la femme, tout en sachant qu'une hyperuricémie ne signifie pas forcément crise fluxionnaire. Il y faut de plus un facteur génétique.

Médicalement, l'accès de goutte est traité par la colchicine, l'alcaloïde isolé extrait du colchique, et des anti-inflammatoires antalgiques. En traitement de fond, la maîtrise de l'uricémie s'obtient par la prescription au long cours d'un inhibiteur de la synthèse de l'acide urique, l'allopurinol.

Soigner la goutte par les plantes

S'il est une affection qui a bénéficié très tôt de la phytothérapie, c'est bien la goutte. Dans l'Antiquité, **le colchique** fut utilisé. Alexandre de Tralle, Paul d'Égire le citent. Paracelse le recommande, se fondant sur la doctrine des Signatures

Et au menu ?

Évitez tous les aliments riches en purines qui fabriquent de l'acide urique : ris de veau, abats (rognons), sardines, anchois, œufs de poisson, saucisses, porc. Limitez viandes rouges et gibiers, crustacés et coquillages, épinards et chocolat. Faites des cures d'une eau minérale alcaline comme l'eau de Vichy.

Enfin, cette bonne tisane de pommes vous rendra service pour drainer reins et articulations : 2 à 3 pommes entières fraîches non pelées, coupées en rondelles pour 1 litre d'eau. Faire bouillir 1/4 d'heure. Filtrer. Boire en 3 tasses dans la journée. Au long cours.

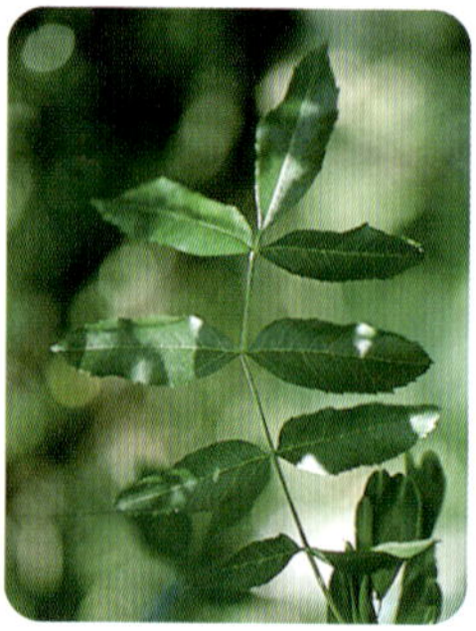

LE FRÊNE
Nom latin: *Fraxinus excelsior*
Famille des Fraxinacées

Le frêne est un arbre répandu dans nos forêts et le long de nos avenues citadines. L'action hautement diurétique de ses feuilles complète l'action uricolytique du lamier blanc. Cette diurèse est due à la présence de mannitol et de sels de potassium nombreux. Un flavonoïde, le rutoside et des polyphénols, exercent des propriétés anti-inflammatoires.
Le frêne est parfaitement indiqué pour traiter les poussées inflammatoires articulaires, la goutte au premier chef, mais aussi toutes les crises d'arthrose douloureuses et invalidantes.
Mannitol et polyphénols sont des antioxydants, capteurs de radicaux libres. Ils protègent votre tissu articulaire du vieillissement et vous conservent un corps souple et jeune.

évoquant l'analogie entre l'aspect de bulbe de la plante, partie médicinale et ce gros orteil déformé par la goutte. Mais la toxicité du colchique limita son emploi. Pour notre part, en automédication phytothérapique, nous ne recommandons sûrement pas le colchique beaucoup trop **dangereux.**
Nous préconisons plutôt:
Le frêne surtout qui est diurétique, bouleau, cassis, vergerette du Canada.
Le lamier blanc est intéressant. Cette labiée, de même famille que la menthe ou la sauge, se rencontre par touffes dans les prairies, au bord des chemins. De délicates fleurs d'un blanc virginal à large corolle, renferment essence odorante, tanins galliques, mucilages, flavonoïdes.

C'est un excellent traitement de fond de la goutte et de l'hyperuricémie causale, car ce lamier ou ortie blanche, est un efficace uricolytique permettant une bonne élimination rénale et digestive de l'acide urique. Doucement mais sûrement, il normalise l'uricémie.
Dans un tout autre domaine, ses tanins ont un effet astringent sur les muqueuses génitales utiles en gynécologie dans le traitement des pertes blanches et des métrorragies fréquentes de la ménopause.

VOTRE ORDONNANCE PHYTO

1. En cas de crise goutteuse aiguë, en adjonction au traitement classique, prendre 3 fois par jour: 1 gélule de frêne, à laquelle vous adjoindrez, 3 fois par jour, 1 gélule d'harpagophytum.

2. Dans l'intervalle des crises, et en traitement de fond pour éviter leur retour, prendre régulièrement, 20 jours par mois:
– matin: 2 gélules de lamier blanc;
– soir: 2 gélules de frêne.

La grippe est une maladie infectieuse virale, en général hivernale, due à des myxovirus A, B, C, le plus virulent étant la variété A.

GRIPPE
ET AFFECTIONS FÉBRILES HIVERNALES

La contagion se fait directement par la toux et les éternuements. L'incubation est de 2 à 3 jours. La fièvre est brusque, élevée, s'associant à des maux de tête, des douleurs articulaires et musculaires, une toux spasmodique.

Soigner la grippe par les plantes

De nombreuses plantes et produits d'origine végétale sont immunostimulants : quinquina, échinacée, thym, eucalyptus, bourgeons de pin, marrube (expectorant). Elles nous sont précieuses.
Nous conseillons également **l'eupatoire.** Cette plante herbacée, fort commune en Europe, pousse dans les endroits frais, les haies, au bord de l'eau.

Traitement classique

Médicalement, les traitements sont peu efficaces. Les virulicides n'ont pas fait leur preuve. Les antibiotiques, inactifs sur le virus, sont à réserver à des surinfections microbiennes.
Le traitement implique le repos au lit. On se contente de faire baisser la fièvre qui est pourtant une défense naturelle par des anti-pyrétiques et de soulager les courbatures avec des antalgiques. Pour augmenter la résistance immunitaire et combattre l'asthénie, la vitamine C est recommandée.

Les bons réflexes

Pour ne pas tomber malade l'hiver, préservez votre tonus, veillez à votre compte de sommeil et à une nourriture équilibrée. Consommez 2 oranges pressées par jour : elles vous apportent une vitamine C naturelle très efficace.

Ne surchauffez pas votre chambre. Aérez régulièrement. Surtout fuyez la cigarette car le tabac est un poison pour vos poumons et croquez des noisettes, c'est excellent contre la grippe.

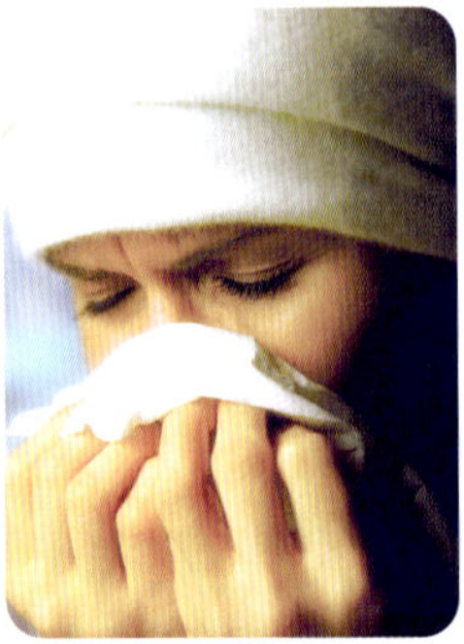

L'eupatoire renferme des lactones sesquiterpéniques et des polysaccharides immunostimulants, antiviraux. Son action anti-inflammatoire sur l'arbre respiratoire est précieuse pour décongestionner les poumons et calmer la toux.

LE QUINQUINA
Nom latin : *Cinchonae divers*
Famille des Cinchonacées

C'est au XVIe siècle que les conquistadores portugais introduisirent, grâce à la comtesse de Cinchon, femme du vice-roi du Pérou, la précieuse poudre d'écorce qui éradiqua en partie le paludisme de nos contrées et traita les fièvres malariques. Hahnemann en fit le point de départ de l'homéopathie par une expérimentation sur lui-même.
En 1820, deux pharmaciens français, Pelletier et Caventou, en isolèrent le principe actif (un alcaloïde), la quinine et en firent cadeau à l'Humanité.
Le quinquina a deux propriétés majeures. C'est un fébrifuge anti-infectieux indiqué dans tous les syndromes fébriles douloureux, plus précisément les syndromes grippaux.
C'est un tonique salutaire chez des malades affaiblis par l'infection grippale.
Il est donc parfaitement indiqué dans le syndrome grippal mais aussi les syndromes para-grippaux.

VOTRE ORDONNANCE PHYTO

– Dès les premiers symptômes, prenez durant 7 jours, matin, midi et soir : 1 gélule d'eupatoire et 1 gélule de quinquina.

Désinfectez le nez avec 1 goutte 3 fois par jour de cette huile à préparer en pharmacie :
huile essentielle de niaouli 1 goutte, huile de Calendula qsp 30 ml à mélanger dans un flacon compte-gouttes.

– En cas de toux douloureuse, ajoutez 1 gélule 3 fois par jour de marrube blanc.

– Pour la convalescence, nous recommandons le ginseng.
Sa racine est douée de propriétés adaptogènes qui font merveille pour combattre la fatigue post-grippale.
Faire une cure de gélules de ginseng pendant 3 semaines : 1 gélule le matin et 1 à midi.

HÉMORROÏDES

Cette affection si courante peut être aussi extrêmement douloureuse.

Il s'agit d'une dilatation du réseau des veines situées au niveau ano-rectal. La crise hémorroïdaire provient de la formation d'un caillot dont la résorption laissera en place une marisque. Une mauvaise circulation veineuse et la constipation les favorisent.

Une consultation médicale s'impose toujours. Une rectoscopie, un toucher rectal permettent d'éliminer la présence d'un polype dangereux.

Traitement classique

Dans les cas les plus graves on fera appel à la sclérose locale ou à la chirurgie avec les risques d'incontinence fécale qu'elle comporte. Le traitement médical impliquera des anti-inflammatoires pour soulager la douleur et des topiques locaux pour diminuer les congestions périnéales, mais les possibilités d'eczéma et de prurit limitent leur emploi.

Soigner les hémorroïdes par les plantes

Deux plantes nous aident dans le traitement des hémorroïdes : **le marronnier d'Inde** et **le cyprès** dont les cônes fructifères contiennent des acides diterpéniques et des flavonoïdes protecteurs des capillaires veineux, anti-inflammatoires, ainsi que des anthocianes antiradicalaires qui empêchent le sang de stagner dans les jambes.

Conseils hygiéno-diététiques

Ayez une alimentation saine et légère. Donnez la priorité aux fruits frais et légumes verts. Choisissez des céréales complètes biologiques. Évitez poivre, épices, piment, café. Procédez chaque matin pendant 15 mn à un bain de siège à l'eau froide.

Enfin, pour tous ceux qui ont un problème de circulation veineuse, une bonne tisane à prendre le soir après dîner : cassis, vigne rouge, ortie : feuilles qsp 200 g.

2 cuillères à café à faire infuser 5 minutes dans 1/4 de litre d'eau.

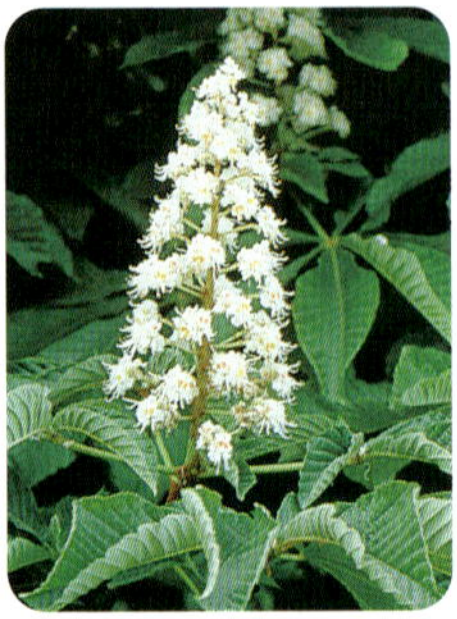

La prescription chez la femme de progestatifs de synthèse aggrave souvent les problèmes de circulation veineuse. Le cyprès est un bon moyen de les combattre.

LE MARRONNIER D'INDE
Nom latin : *Aesculus hippocastanum*
Famille des Hippocastanalées

Ce grand arbre aux inflorescences blanches ou rouges fort décoratives, est originaire en fait des Balkans. Il est cultivé dans toute l'Europe où il est l'ornement de nos parcs et nos avenues.
L'écorce de l'arbre est médicinale.
Elle contient 2 glucosides, l'aesculoside et le fraxoside, libérant dans l'organisme de la coumarine qui fluidifie le sang. Elle exerce également une action vitaminique P.
Anti-inflammatoire, veinotonique, on prescrit le marronnier d'Inde dans tous les troubles de la circulation veineuse, plus particulièrement lors des crises hémorroïdaires dont il est spécifique.

VOTRE ORDONNANCE PHYTO

En cas d'hémorroïdes récidivantes, saignantes, douloureuses prenez 15 jours par mois :
2 gélules de marronnier d'Inde à midi et 2 gélules de cyprès au dîner.

En cas de crise hémorroïdaire, pendant 3 ou 4 jours, 2 gélules de marronnier d'Inde, matin, midi, soir.

Et appliquez cette crème préparée par votre pharmacien :

***Aesculus* TM**	**2 ml**	**à mélanger**
***Paeonia* TM**	**2 ml**	
***Hamamelis* TM**	**2 ml**	
***Harpagophytum* TM**	**2 ml**	

Cold cream qsp 20 g pour 1 tube

Ces inflammations du foie peuvent avoir plusieurs causes : toxique (alcool), médicamenteuse, virale parfois.

HÉPATITES

Une hépatite peut passer inaperçue. Il faut consulter votre médecin lorsque surviennent certains troubles inexpliqués : nausées répétées, manque d'appétit, fatigue profonde, amaigrissement.

Plusieurs virus sont en cause dans les hépatites virales. Les principaux sont :

– Le virus A, transmis par voie alimentaire.

– Le virus B, transmis par voie sexuelle ou sanguine. Elle peut dégénérer en hépatite chronique puis en cirrhose et en cancer du foie.

– Le virus C dont la contamination se fait par transmission d'un sang souillé et surtout lors d'intervention chirurgicale ou d'examens comme les fibroscopies.

Traitement classique

Les hépatites sont sérieuses et nécessitent un suivi médical. Une vaccination est proposée contre l'hépatite A et B (obligatoire pour le personnel médical). L'hépatite C est traitée par interféron et ribavirine.

Soigner une hépatite par les plantes

Les plantes sont intéressantes car elles aident les cellules hépatiques à se régénérer. Ce sera le cas de l'eupatoire, du boldo, du radis noir. **L'artichaut** est à la fois un excellent cicatrisant de la cellule hépatique, un draineur biliaire et

Conseils hygiéno-diététiques

Suivre un régime léger non atoxique – vous avez besoin de protéines. Viandes grillées, légumes verts, pâtes, riz, yaourts, fruits frais cuits. Ni vin, ni alcool, ni bière pendant toutes ces périodes.

Le soir au coucher, appliquez sur la région du foie, à droite durant 20 minutes une bouillotte chaude à 40 °C sur une compresse imbibée d'une décoction de romarin lui-même hépato-draineur. Une hépatite est toujours très fatigante. Il faut donc beaucoup de repos et des nuits de bon sommeil, au moins 9 à 10 heures par nuit en vous aidant au besoin d'une infusion de tilleul ou de fleurs d'oranger ou bien en prenant 1 à 2 gélules de passiflore.

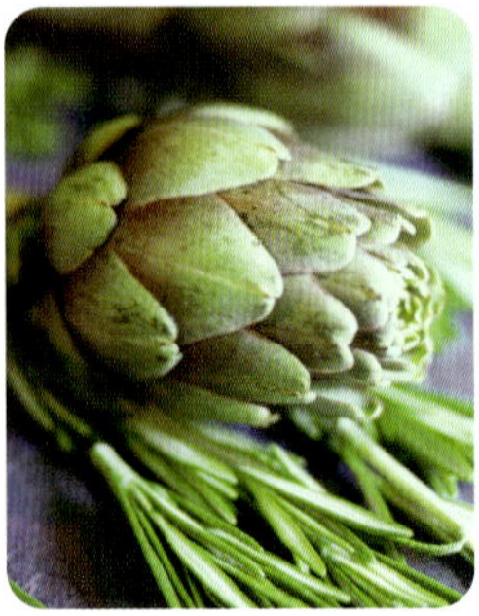

un désintoxiquant général. **Le chardon-Marie** contient 3 substances, la silybine, la silychristine, la silydianine qui forment un complexe hépato-protecteur : la silymarine. En cas de lésions provoquées par l'abus d'alcool (cirrhoses éthyliques), la silymarine aide à reconstruire les cellules atteintes et à restaurer un métabolisme normal. Les larges feuilles du chardon-Marie sont tâchées de blanc. La légende en est jolie. La plante, présente dans la grotte de Bethléem, reçut quelques gouttes de lait de la Vierge qui allaitait l'enfant Jésus. Elle en garda la trace à jamais.

L'ARTICHAUT
Nom latin: *Cynara scolymus*
Famille des Astercées

La feuille d'artichaut cicatrise la cellule hépatique et augmente la sécrétion de la bile. Ses propriétés sont dues à une substance amère, isolée et cristallisée par Edgard Rosa, la cynarine. L'artichaut est particulièrement utile dans les cas d'insuffisance hépatique (foie paresseux), de jaunisse, de mauvaise digestion de corps gras. En stimulant la sécrétion biliaire, l'artichaut combat la constipation puisque la bile accélère les mouvements péristaltiques de l'intestin et favorise l'évacuation des matières.
L'artichaut a, de plus, des propriétés hépato-protectrices antioxydantes et désintoxicantes sur un plan général.
Les bons effets d'une simple tisane de feuilles d'artichaut sont connus des malades hépatiques. Avec 2 tasses par jour, le teint s'éclaircit, l'appétit se réveille, la langue se nettoie, les selles se régularisent, le ventre dégonfle.
Mais il est plus simple d'utiliser les gélules contrôlées pharmaceutiquement à raison d'une gélule 3 fois par jour.

Le romarin est intéressant si les transaminases, marqueurs de l'inflammation hépatique, sont très augmentées.

VOTRE ORDONNANCE PHYTO

En cure pendant 2 mois: prenez 2 gélules d'artichaut à midi et 2 gélules de chardon-Marie au dîner.

Diminuez en cas de relâchement intestinal.

L'herpès est une affection cutanée liée au développement d'un virus, **Herpes simplex hominis** ou VHS.

HERPÈS

Il existe deux types de ce virus : le VHS 1 responsable de l'herpès labial, le « bouton de fièvre », et le VHS 2 à localisation génitale. L'herpès se traduit par un bouquet de vésicules suintantes, brûlantes, prurigineuses sur une base rouge vif qui se dessèche en 4 à 5 jours mais qui récidive impitoyablement surtout dans sa localisation génitale. L'herpès à localisation ophtalmique est grave par les lésions irréversibles qu'il peut occasionner.

Traitement classique

L'herpès à localisation ophtalmique est une urgence médicale qui nécessite des médicaments antiviraux du type aciclovir. Ces derniers peuvent être utilisés dans les autres localisations.

Soigner l'herpès par les plantes

Dans les formes labiales et génitales, la phytothérapie est une alternative intéressante. Des médicaments immunostimulants sont à notre disposition et ils sont très performants : thym, romarin, eucalyptus et surtout **échinacée** et **mélisse,** les plus virulicides.

Sur un plan général **la propolis** est un anti-infectieux, antiviral, non toxique. Ce n'est pas une plante à proprement parler, mais le résultat du merveilleux travail des abeilles à partir du végétal.

Ces charmants hyménoptères butineurs récoltent sur les troncs des arbres blessés, la résine exsudant de la plaie. Ils la transforment et lorsque nectar et

Et au menu ?

Tous les matins, prendre au petit déjeuner 1 tasse d'infusion de thym. Cette labiée a des vertus toniques et antivirales utiles pour prévenir les récidives d'herpès et vous réveiller. Sur le plan diététique, évitez gibier, abats, sucre, graisses et féculents. Choisissez des aliments riches en vitamine B3 : céréales complètes, épinards, poires, pommes, prunes et pruneaux, levure de bière. Ils drainent et tonifient votre peau.

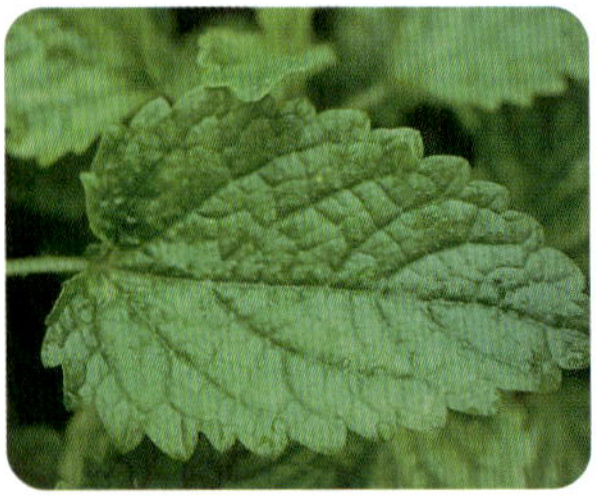

pollen sont encore peu abondants, en tapissent tout l'intérieur de leur ruche. Colmatant ainsi les brèches, les abeilles se cuirassent grâce à cette cire anti-infectieuse, contre tous les germes, bactéries, champignons, virus, qui risqueraient de les agresser.
Présente en petites quantités dans le miel, la propolis contient d'intéressants flavonoïdes immunostimulants.

LA MÉLISSE
Nom latin : *Melissa officinalis* - Famille des Labiées

La mélisse est une plante herbacée dont l'odeur légèrement citronnée est fort caractéristique, fraîche et agréable.
Fréquente le long des haies et des sentiers forestiers, elle est prônée depuis l'Antiquité comme digestive, antispasmodique, sédative.
Des travaux scientifiques récents ont mis en évidence l'action bactériostatique, virulicide, fongicide de la mélisse.
Cette remarquable activité virulicide contre *Herpes simplex* et *Influenzae* est liée à la présence de polyphénols avec leurs dérivés polymérisés et d'une huile essentielle riche en citral, citronellal, géranyle.

Dénuée de toute toxicité, elle est un antibiotique actif sans les effets secondaires des médicaments classiques et sans provoquer de phénomènes de résistance.
Localement la calendula ou souci des jardins facilitera la cicatrisation.

VOTRE ORDONNANCE PHYTO

1. En cas de poussée aiguë d'herpès, labial ou génital, prenez durant 4 à 5 jours :
– 1 gélule matin, midi et soir d'échinacée, de mélisse et de propolis.

Appliquez 3 fois par jour un peu de cette pommade :
– *Calendula* TM 5 g
– Cold crème qsp 50 g à mélanger,
ou des compresses avec *Echinacea* TM diluée de moitié.

2. Pour éviter les récidives, en cas d'herpès récurrent, nous conseillons : 15 jours par mois, 1 gélule le matin d'échinacée, suivi de 10 jours par mois 2 gélules de propolis. Repos 10 jours. À poursuivre le temps d'être certain de l'absence de rechute.

Mme Aline L., 27 ans, souffre depuis plusieurs années d'herpès génital récidivant. Chaque rapport sexuel déclenche une poussée douloureuse contaminant ainsi son partenaire. Les antiviraux classiques se révèlent insuffisamment efficaces. Les rechutes perdurent.
Nous prescrivons le 1er mois 1 gélule matin, midi et soir de mélisse + échinacée + propolis. Ce mois-là aucune poussée. Puis 20 jours par mois pendant 3 mois, 15 jours par mois les 3 mois suivants, nous maintenons ce même traitement. Plus aucune rechute. Guérison complète.

HYPERTENSION ARTÉRIELLE

L'hypertension artérielle (HTA) est une élévation durable de la pression sanguine. On parle d'HTA pour des chiffres supérieurs à 160 mm de mercure pour le chiffre du haut et 90 mm de mercure pour le chiffre du bas.

La tension artérielle doit être prise par le médecin après repos allongé d'au moins 15 minutes. Il est bon ensuite de vérifier soi-même sa tension en utilisant des appareils vendus en pharmacie car ils sont fiables. La tension du haut correspond à la pression dans les artères lorsque votre cœur se contracte (systole), celle du bas à la pression lorsque votre cœur se relâche pour se remplir à nouveau de sang (diastole).

L'hypertension artérielle peut avoir plusieurs causes: insuffisance rénale, tumeur de la surrénale. Un avis médical est donc indispensable. Le plus souvent l'artériosclérose est en cause.

Traitement classique

Le traitement classique comporte la prescription de médicaments bêta-bloquants, diurétiques, inhibiteurs de l'enzyme de conversion (IEC) qui régulent le cœur, dilatent les artères et stimulent la diurèse.

Conseils hygiéno-diététiques

Surveillez régulièrement votre tension, une fois par semaine, sans tomber dans l'obsession.

Diminuez votre consommation de sel. Le sel, en effet fait monter la tension. Traquez sans pitié votre cholestérol en évitant graisses animales, viandes grasses, jaune d'œuf, charcuterie, chocolat. Mangez du poisson, des légumes, des fruits, des fromages maigres.

Ajoutez au déjeuner et au dîner 2 gélules d'huile de poisson dont les acides gras oméga-3 rééquilibrent le bilan lipidique sanguin.

Surveillez votre poids: la moitié des hypertendus présente un excès de poids. De même une consommation excessive d'alcool est responsable de 30 % des HTA. L'abstinence ou la modération ramènera votre chiffre à la normale.

Le vin rouge apporte un effet protecteur sur les artères. Mais la dose adéquate est de 2 verres ballon par jour à condition de choisir un vin rouge bien épais, pas acide, riche en anthocyanes du type bordeaux, cahors, madiran, rouge de Provence.

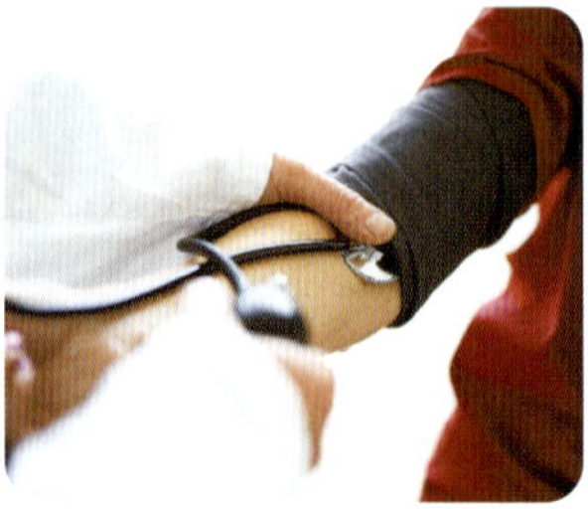

Soigner l'hypertension artérielle par les plantes

La phytothérapie permet souvent d'améliorer l'hypertension et amènera le médecin à diminuer les doses de médicaments chimiques. Un arbre, **l'olivier** *(Olea europea oleraceae)* est un des plus vieux remèdes du monde. De nombreux travaux ont démontré l'action hypotensive de ses feuilles, révélée par le Dr Georges Mazet (1938) de Nice.

Les principes actifs vasculaires sont, l'oleuropéoside, iridoïde vasodilatateur, antiarythmique et l'oléacine, hypotenseur. L'olivier a également une action anti-cholestérol. Il fait baisser le taux du sucre sanguin.

Le bouleau, grand arbre à la belle écorce blanche caractéristique, est intéressant. Ses feuilles sont diurétiques grâce à la présence de l'hypéroside, flavonoïde stimulant le fonctionnement des reins. La sève du bouleau est également diurétique et uricolytique. D'autres diurétiques végétaux existent: le solidago ou verge d'or, la piloselle, la prêle, l'ortosiphon ou thé de Java, la garance… le choix est vaste. L'ail enfin nous paraît tout à fait indispensable pour ses propriétés hypotensives et fluidifiantes sanguines. C'est le meilleur ami de votre cœur.

L'AIL
Nom latin: *Allium satinum*
Famille des Liliacés

L'ail possède d'éminentes vertus détectées aux temps les plus reculés.
Le Pharaon Kheops fit graver une gousse d'ail au sommet de la grande pyramide de Gizeh en remerciement aux Dieux pour leur protection contre les épidémies.
Le bulbe, contient des dérivés soufrés dont le principal est l'alline qui donne rapidement naissance à l'allicine au parfum si caractéristique. L'ail agit sur les plaquettes du sang dont il diminue les capacités d'agrégation et augmente les propriétés fibrinolytiques. Il fluidifie donc le sang, accélérant la circulation sanguine et combattant ainsi l'hypertension. Hypoglycémiant, hypocholestérolémiant, il freine l'athérosclérose.
C'est le complément indispensable de l'olivier. À prendre en gélules enrobées gastro-résistante pour éviter une haleine désagréable.
Sinon croquez 2 à 3 gousses par jour mais vous ferez fuir tout votre entourage.

VOTRE ORDONNANCE PHYTO

En cas d'hypertension modérée, prenez au long cours 2 gélules d'olivier le matin, 2 gélules d'ail à midi, 2 gélules de bouleau le soir.

Une formule de tisane: olivier (feuilles), bouleau (feuilles), queues de cerise en quantité égale pour 200 g. 1 cuillère à soupe à bouillir 5 mn dans un demi-litre d'eau.
Prendre un bol de cette tisane tiède après le dîner.

L'insuffisance veineuse n'est pas l'apanage exclusif des femmes. Les hommes aussi sont touchés.

INSUFFISANCE VEINEUSE

Liée à une faiblesse des parois veineuses, elle est souvent héréditaire et se traduit par de douloureuses sensations de jambes lourdes, brûlantes, gonflées et l'apparition de varices ***(lire page 123).*** **Des crises hémorroïdaires (inflammation des veines de la zone anale) peuvent émailler le tableau clinique** ***(lire page 67).***

Traitement classique

Le traitement classique fait appel à des veinotropes ou toniques veineux dont l'utilité est actuellement contestée et le port de bas de contention. Les résultats de ces traitements sont aléatoires.

Soigner l'insuffisance veineuse par les plantes

Au stade initial de jambes lourdes, pour combattre la gêne circulatoire et prévenir les varices, nous recommandons **la vigne rouge** et **le mélilot.** Ce dernier est fréquent dans nos prairies où il développe ses jolies petites fleurs jaunes, parfois blanches, réunies en grappes allongées. Sa richesse en coumarine, anti-vitamine K, anticoagulant léger et fluidifiant du sang

Conseils hygiéno-diététiques

Pratiquez régulièrement marche à pied, natation, bicyclette. En été, marchez régulièrement dans l'eau de mer. À la maison, marchez pieds nus pour mobiliser votre "sole" plantaire, c'est-à-dire le réseau veineux parcourant la plante des pieds. Consommez chaque jour 3 citrons pressés : cette cure de citrons fluidifie le sang, tonifie les veines. Dormez les pieds du lit légèrement surélevés (5 cm).

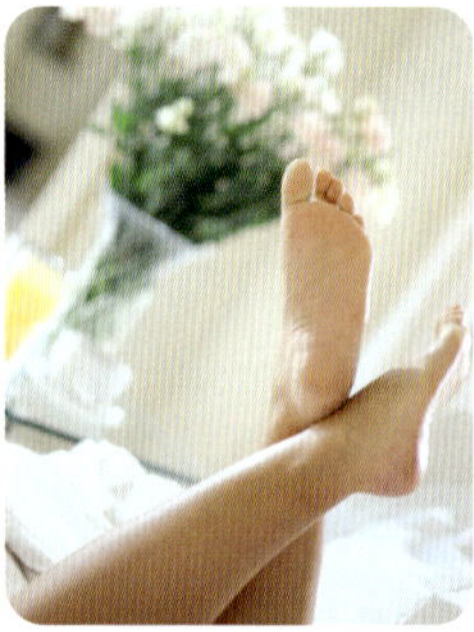

l'indique particulièrement dans le traitement des jambes lourdes. Des flavonoïdes lui confèrent également des propriétés anti-inflammatoires et anti-œdémateuses intéressantes dans les problèmes liés à l'insuffisance veino-lymphatique douloureuse.

Pour en savoir plus : Dr Michèle Cazaubon : *Programme jambes légères*. Alpen Éditions, Monaco, 2003.

LA VIGNE ROUGE
Nom latin : *Vitis vinifera*
Famille des Ampélidacées

Originaire d'Asie mineure, la vigne rouge s'est développée spontanément dans tout le bassin méditerranéen. Ce sont les feuilles de la variété rouge dite « teinturier », que nous utilisons en thérapeutique. Vertes au printemps, elles se pigmentent progressivement pour prendre à l'automne une splendide couleur rouge sang faisant resplendir nos vignobles. Ces feuilles contiennent deux familles de composants :

– Surtout des anthocyanes, principes colorants. Ils ont une action vitaminique P assurant une efficace protection vasculaire par diminution de la perméabilité vasculaire et accroissement de la résistance capillaire. Ils sont de plus piégeurs de radicaux libres à l'origine de lésions des parois vasculaires stabilisant ainsi le collagène présent dans les membranes cellulaires.

– Des polyphénols : flavonoïdes, acides-phénols, tanins hydrolysables, tanins condensés. Ils favorisent la contraction des fibres musculaires des vaisseaux, facilitant le retour vers le cœur du sang accumulé dans les jambes.

VOTRE ORDONNANCE PHYTO

Durant toute la période des chaleurs, à partir du printemps, prenez 2 gélules de vigne rouge à midi puis 2 gélules de mélilot au dîner.

Massez les jambes doucement en remontant de la cheville vers la cuisse, matin et soir avec cette crème à préparer en pharmacie :

***Melilotus* TM**	**5 ml**	**à mélanger**
***Ruscus aculeatus* TM**	**5 ml**	
Excipient non gras transcutané	**qsp 100 g**	

MÉMOIRE

Les troubles de la mémoire sont un motif extrêmement fréquent d'inquiétude et de consultations, pas seulement chez les seniors qui craignent tous la dégradation de leurs capacités mentales, mais aussi chez les plus jeunes.

Il faut bien différencier les troubles de la mémoire de ceux de l'attention. Pour mémoriser, il faut d'abord être attentif, ensuite il faut stocker l'information. Enfin il faudra au moment désiré pouvoir retrouver l'information.

Le stress de la vie moderne des pays industrialisés rend les gens moins attentifs, car trop sollicités. Trop d'information tue l'information a-t-on coutume de dire et c'est aussi vrai pour la mémoire. Ce stress qui atteint son paroxysme avec la dépression, nous empêche de retrouver les informations et nous donne l'impression d'avoir tout oublié. C'est exactement ce qui se passe à l'oral d'un examen, quand on a l'impression de ne plus rien savoir.

Les vrais troubles de la mémoire sont ceux du stockage et de la conservation de l'information. Différents facteurs peuvent affecter notre mémoire : l'état de nos artères cérébrales bien sûr, l'âge tout simplement et la tant redoutée maladie d'Alzheimer.

Traitement classique

Aux troubles passagers liés au stress, on ne propose en général aucun traitement, car les tranquillisants (benzodiazépines) endommagent encore plus la mémoire et créent une dépendance. Dans les cas graves ou invalidants, les antidépresseurs peuvent avoir un effet bénéfique. Dans les troubles liés à l'âge et/ou à l'état des vaisseaux cérébraux, les oxygénateurs cérébraux et stimulants de la circulation sont proposés.

La clé de la mémoire : les acides gras essentiels

Outre une alimentation saine et riche en produits frais de qualité, il faut veiller à consommer des matières grasses de bonne qualité et surtout variées. Huile de noix, de soja et de colza sont riches en acides gras de la famille oméga-3 très bons pour les artères en général mais aussi pour la mémoire et les neurones. Les poissons gras (saumon, hareng, thon) ont cette même propriété. Deux noix par jour, un verre de bon vin rouge d'agriculture biologique et du poisson plus souvent que la viande sont des atouts « mémoire ». Souvenez-vous en !

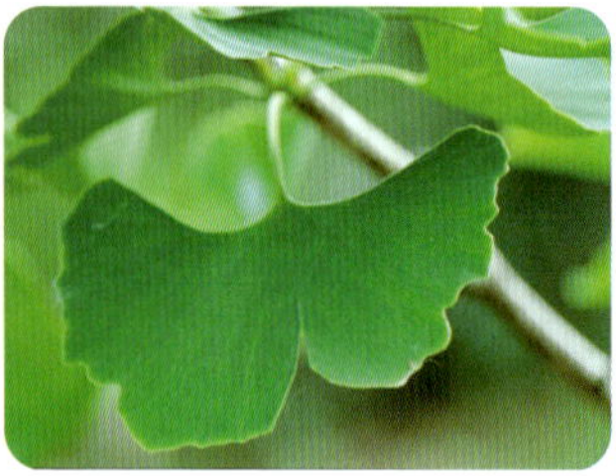

LE GINKGO BILOBA
Nom latin: *Ginkgo biloba*
Famille des Ginkgoacées

Le ginkgo biloba, arbre aux quarante écus, a survécu au bombardement nucléaire d'Hiroshima puisque c'est le seul arbre qui a fini par repousser! Il est d'une longévité exceptionnelle, jusqu'à mille ans. Il est notre arbre le plus ancien (200 000 ans environ). Il stimule la croissance des terminaisons des neurones (dendrites) leur permettant de meilleures connections. Il agit sur la microcirculation du cerveau. Il est une véritable cure de jouvence cérébrale.

Dans la maladie d'Alzheimer, il existe maintenant des médicaments très spécifiques qui représentent un immense progrès. Leur prise n'empêche pas, parallèlement, un traitement de phytothérapie.

Soigner les troubles de la mémoire par les plantes

Les plantes qui améliorent la mémoire sont nombreuses. La passiflore est la meilleure alliée pour les troubles liés à l'anxiété (2 gélules par jour).

Mais **la petite pervenche** est très traditionnellement utilisée pour ses effets « antisclérose cérébrale ». Elle contient de la vincamine à l'origine de nombreuses et anciennes spécialités pharmaceutiques pour le cerveau. Elle agit aussi bien sur la circulation sanguine cérébrale que sur les neurones eux-mêmes.

Le ginkgo biloba a un effet de rajeunissement cérébral. Il sera utilisé dans les affections graves de l'âge et dans la maladie d'Alzheimer.

Pour en savoir plus: Dr Danielle Vautrin: *Mémoire totale.* Alpen Éditions, Monaco, 2002.

VOTRE ORDONNANCE PHYTO

Mémoire et stress, préparation aux examens: passiflore et ginseng 1 gélule de chaque matin, midi et soir (sauf en cas d'insomnie) par cures de trois semaines avant l'épreuve.

Mémoire et âge ou sclérose cérébrale: petite pervenche et ginseng ou petite pervenche et ail (si hypertension artérielle associée) 1 gélule de chaque matin et soir 20 jours par mois.

Maladie d'Alzheimer: petite pervenche et ginkgo biloba 1 gélule de chaque 3 fois par jour, 20 jours par mois.

La ménopause est le départ d'une deuxième vie pour les femmes. C'est cette définition positive qu'il convient de donner, plutôt que de parler de fin... de quelque chose

MÉNOPAUSE

La ménopause signe en fait l'arrêt des sécrétions hormonales de l'ovaire et donc la fin des cycles menstruels. Cela se passe autour de 50 ans. Mais cet arrêt ne se fait pas brutalement.

Contrairement aux hommes, les femmes ont deux hormones sexuelles : œstrogènes et progestérone. Les œstrogènes sont les hormones de la femme alors que la progestérone est l'hormone de la mère (présente lors de la grossesse, mais aussi dans la deuxième partie de chaque cycle).

Dans un premier temps, c'est la progestérone que l'ovaire cesse de sécréter et les règles vont devenir anarchiques. Les cycles sont plus courts (parfois plus longs), les règles deviennent douloureuses et souvent hémorragiques. Les seins gonflent. Tout se passe comme un syndrome prémenstruel un peu permanent. Puis la sécrétion des œstrogènes s'arrête aussi et il n'y a plus du tout d'hormones. Alors peuvent survenir les bouffées de chaleur, une sécheresse des muqueuses et plus particulièrement du vagin avec rapports douloureux, une altération de la souplesse de la peau et une certaine déminéralisation osseuse, que l'on a beaucoup exagérée du temps où l'on souhaitait donner à toutes les femmes un traitement hormonal substitutif. Depuis on connaît les éventuels dangers de ce traitement, en particulier dans les domaines cancéreux et vasculaires.

Traitement classique

Le traitement classique de la préménopause consiste à donner la progestérone manquante sans ajouter d'œstrogènes puisqu'ils sont toujours présents. On la donne en général du 15e au 25e jour, voire du 5e au 25e jour.

La ménopause proprement dite se traite classiquement par le fameux traitement hormonal substitutif de la ménopause (THS). Ce traitement est actuellement très controversé. Son efficacité sur les bouffées de chaleur est net et sans équivoque. Son effet sur la prévention de l'ostéoporose ne semble pas si évident

Pour garder des os solides

Savez-vous que la meilleure prévention de l'ostéoporose est la pratique sportive régulière ? Ajoutez à cela l'effet sur votre silhouette et donc sur votre moral... vous avez vraiment tout à gagner en vous remettant à bouger.

qu'on a pu le dire à une époque. L'hérédité de mère en fille joue le rôle principal. Quant à la prévention cardiovasculaire, elle a été récemment remise en question avec la publication en 2002 d'une vaste étude américaine (la *Women's Health Initiative study*) qui montre que le THS augmente le risque cardiovasculaire.

Soulager les troubles de la ménopause par les plantes

De plus en plus de médecins et de gynécologues proposent la phytothérapie comme traitement alternatif et sans danger, que ce soit pour la préménopause ou pour la ménopause elle-même.

Dans la préménopause (manque de progestérone avec encore des œstrogènes), si les règles s'amenuisent, c'est **l'armoise** qui sera utile, éventuellement associée à **la sauge** pour son action de régulation hormonale. Si les règles sont abondantes, **le cyprès** sera indiqué et dans tous les cas, l'huile d'onagre est incontournable puisque son action se fera aussi bien sur les règles douloureuses, abondantes, les tensions dans les seins et même déjà sur la sécheresse vaginale et sur l'humeur!

Dans la ménopause confirmée (au moins huit mois sans règles), **l'alfalfa** est une plante très utile associée toujours à la sauge pour son action hormonale. **Le houblon** agit très bien sur les bouffées de chaleur. Parfois il est nécessaire d'y associer lavande et menthe.

Le lecteur sera étonné de ne pas voir ici parler de soja. Des préparations toutes faites de cette plante existent et sont tout à fait indiquées dans la ménopause confirmée. Elles agissent sur toutes les composantes (sécheresse, humeur, peau, et bien sûr bouffées de chaleur, de même que la qualité des os). Mais il s'agit d'un traitement au long cours dont il faut discuter avec son médecin phytothérapeute ou gynécologue (car il existe quelques contre-indications). Les plantes citées plus haut dans ce chapitre peuvent être essayées sans risque.

Pour en savoir plus: Dr Michèle Serrand: *La Nouvelle Ménopause.* Alpen Éditions, Monaco, 2003.

LA SAUGE
Nom latin : *Salvia officinalis*
Famille des Lamiacées

La sauge est une plante bien connue de nos jardins (la sauge aromatique, car il existe des sauges ornementales à belles fleurs mais sans intérêt ici).
Elle est utilisée, en cuisine. On l'appelle aussi thé de Grèce. Étymologiquement, sauge vient de *salvia* (sauver en latin). Un proverbe antique nous dit : « Pourquoi meurt-il, celui dont la sauge pousse au jardin ? ».
Son action surtout hormonale lui donne de très nombreuses propriétés : diurétique, digestive et même aphrodisiaque. Elle facilite la conception comme l'accouchement.

VOTRE ORDONNANCE PHYTO

Contre les bouffées de chaleur de la ménopause, prenez 1 gélule matin et soir de sauge 20 jours par mois. À cela vous associerez 1 gélule de lavande le matin et 1 gélule de houblon le soir.

MIGRAINES MAUX DE TÊTE

Maux de tête et céphalées sont des termes synonymes mais la migraine n'est pas un mal de tête comme les autres.

La migraine est définie comme une céphalée strictement unilatérale (mi graine = la moitié de la graine). Cela peut démarrer d'un côté et changer de côté à la crise suivante ou durant la même crise.

Si les maux de tête peuvent avoir de multiples causes (digestives, nerveuses, allergiques, etc.), la migraine est un phénomène vasculaire.
Le déclenchement de la crise peut être dû à un stress, à l'absorption d'un aliment, ou à un autre déclencheur, mais ensuite le phénomène est le même : une artère du cerveau (artère sylvienne) se spasme et ralentit sa circulation, puis se dilate au contraire beaucoup.
À la phase de constriction apparaissent le flou visuel, les taches lumineuses ou les vertiges. À la phase de dilatation apparaît la douleur proprement dite.

En réalité, durant la migraine, ce n'est pas notre cerveau qui nous fait mal, mais ce sont nos méninges et nos artères qui sont douloureuses.
Une fragilité héréditaire favorise les crises.

Traitement classique

Le traitement classique des migraines est à la fois préventif et curatif. Le traitement préventif est représenté par des médicaments qui favorisent la circulation (dérivés de l'ergot de seigle) ou par les bêta-bloquants comme anti-stress.

Apprendre à se relaxer

Même si la maladie migraineuse est d'origine vasculaire et « héritée » génétiquement, le facteur stress est presque toujours l'élément déclencheur. Un rythme de vie paisible (ce qui n'empêche pas de faire beaucoup de choses) et décontracté est gage d'amélioration. En particulier, la marche est un traitement préventif de choix. Elle associe un effort musculaire doux et régulier, une respiration profonde et régénératrice ainsi qu'un nettoyage cérébral et émotionnel au milieu de beaux paysages.

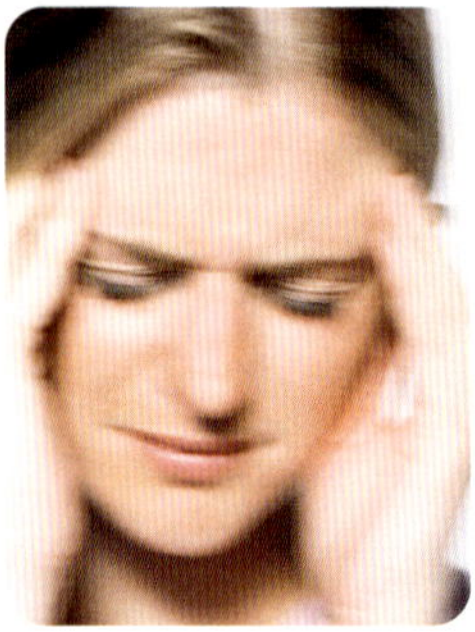

Le traitement des crises repose sur une nouvelle classe de médicaments : les triptans. Ils doivent être pris dès les premiers symptômes pour être efficaces. Contre les céphalées plus courantes, on a recours aux antalgiques habituels (aspirine, paracétamol, ibuprofène).

LA PARTENELLE
Nom latin : *Tanacetum parthenium*
Famille des Astéracées

La partenelle s'appelle aussi la grande camomille. Son origine géographique se situe dans les Balkans.
On utilise les sommités fleuries de la plante pour leurs propriétés sur les crises migraineuses tout à fait nettes. Cela est lié à une action d'inhibition de la synthèse des prostaglandines et de la sérotonine responsable des migraines. En outre elle possède une action antispasme plus générale.
Attention elle est contre-indiquée chez la femme enceinte et en cas d'allaitement.

Soigner les maux de tête par les plantes

Beaucoup de plantes agissent sur les maux de tête, surtout les plantes digestives comme la fumeterre, la chélidoine, le chardon-Marie, et bien sûr la menthe. Pour les migraines proprement dites, les plantes ayant une bonne action sont l**e saule blanc, la partenelle,** la menthe encore ainsi que l'alchemille ou l'aigremoine.

En cas de crise, on pourra utiliser d'ailleurs **l'aigremoine** (feuilles bouillies) et la menthe, en cataplasmes à appliquer sur le front, les tempes et les poignets.

VOTRE ORDONNANCE PHYTO

Le traitement de fond des migraines par phytothérapie associera 1 gélule de partenelle et une gélule de saule blanc matin midi et soir durant trois mois au moins. On fera une pause de 15 jours tous les trimestres en cas d'utilisation plus longue.

Les mycoses sont des maladies dues à des champignons parasites microscopiques. Ces champignons (ou mycètes) peuvent toucher la peau ou les muqueuses.

MYCOSE

Il existe plusieurs variétés de champignons microscopiques. Le *Candida albicans* est celui qui touche le plus souvent nos muqueuses et le *Trichophyton rubrum* celui qui touche le plus souvent notre peau.

Au niveau de la peau, les mycoses siègent souvent aux plis (intertrigos), c'est-à-dire dans les endroits qui sont naturellement chaux et humides. Sous les seins, aux creux axillaires, dans les aines, etc. et encore plus si nous avons un certain embonpoint.

Mais elles siègent aussi aux pieds, entre les orteils. Une variété différente de mycose, les teignes, siègent en pleine peau et dessinent des cercles aux rebords rougeoyants.

Les mycoses peuvent également toucher les muqueuses : celles de la bouche (le muguet ou petits points blancs, souvent chez le bébé), celles de l'anus et des muqueuses sexuelles (vulve, vagin et gland du pénis).

Les mycoses ne sont jamais des maladies graves mais sont exaspérantes par leur côté très récidivant, particulièrement chez la femme au niveau gynécologique. Elles sont favorisées par les déséquilibres de la flore intestinale et par l'acidité du corps. Les traitements antibiotiques, en tuant la flore intestinale utile pour se défendre des champignons, favorisent les mycoses.

Traitement classique

Le traitement classique des mycoses repose sur une variété de produits que l'on appelle les antifongiques. Ils existent sous forme de préparation locale (gel, crème, poudrc, pommade) mais parfois,

Et au menu ?

Il y a toujours un déséquilibre de la flore intestinale et une acidité du terrain dans les mycoses. Veiller donc à limiter les laitages de vache (sauf yaourts en quantité raisonnable) et à consommer régulièrement de la levure alimentaire en paillettes. Cette dernière (obtenue pourtant à partir de champignons lyophilisés) régule le transit et l'équilibre de la flore de l'intestin.

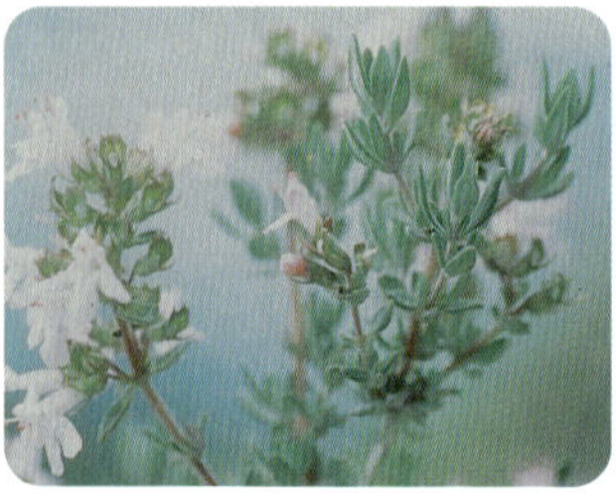

un traitement général en gélules ou comprimés est nécessaire car tant que des champignons restent dans l'intestin, la maladie récidivera sur la peau ou sur les muqueuses.

LE THYM
Nom latin : *Thymus vulgaris*
Famille des Lamiacées

Le thym est une plante aromatique bien connue et omniprésente dans notre jardin, comme dans notre assiette. Elle a des propriétés antiseptiques. Le thym est un stimulant des défenses immunitaires puissant aussi bien en gélules que sous forme d'huile essentielle (laquelle est d'ailleurs contre-indiquée chez l'enfant). La sarriette est une plante très proche. Toutes deux ont aussi la propriété de réveiller les forces vitales (et mentales) en stimulant la circulation et la digestion.

Soigner les mycoses par les plantes

La phytothérapie est une bonne alternative car si le traitement classique est toujours bien efficace, il ne règle pas le problème des récidives.

Le thym est un antiseptique actif sur les champignons de même que le géranium. La sauge et le genièvre vont surtout rééquilibrer le corps pour l'aider à se défendre.

Localement sur la peau, les huiles essentielles de plantes feront merveille, surtout géranium et lavande.

Sur les muqueuses, les huiles essentielles piquent et il est préférable d'utiliser une décoction que l'on fera soi-même en faisant bouillir trois minutes un mélange de feuilles de sauge, cerfeuil et myrtilles. On utilisera cette décoction (filtrée) en application directe ou en compresses humides.

VOTRE ORDONNANCE PHYTO

1 gélule de thym matin et soir et 1 gélule de bardane (nettoyeur intestinal et cutané) matin et soir aussi, par cures de trois semaines, tous les mois.

On y associera une goutte d'huile essentielle de géranium et une goutte d'huile essentielle de lavande, tous les jours sur un demi-sucre ou une pointe de miel.

On parlait de « mal au cœur » mais si le mal au cœur, bien différent du mal « de » cœur, est devenu nausée, il n'en demeure pas moins un symptôme très désagréable.

NAUSÉES ET VOMISSEMENTS

Cette envie de vomir est effectivement soulagée par le vomissement s'il s'agit d'un embarras gastrique mais ce n'est pas le cas la plupart du temps. Car c'est dans la tête que tout se passe, plus exactement tout en bas de notre cerveau, dans le bulbe rachidien, au niveau des centres nerveux dits « vitaux ». C'est là que se trouve entre autres, le centre du vomissement (il fait vomir mais il est aussi le responsable des nausées).

Les causes sont extrêmement diverses, des plus banales (on a trop mangé, ou mangé un aliment mauvais) aux plus graves (signe d'hypertension intracrânienne témoignant d'une hémorragie ou d'une tumeur cérébrale).
C'est pourquoi une nausée passagère est relativement banale mais des nausées répétées ou des vomissements prolongés doivent amener à consulter.

Traitement classique

Les médicaments qui empêchent les nausées et les vomissements s'appellent des antiémétiques.
Ils ont à peu près tous l'inconvénient d'agir sur le système nerveux central (puisqu'agissant sur le centre des vomissements) et ont des effets secondaires possibles qui incitent à la prudence, particulièrement chez l'enfant.

Soigner les nausées par les plantes

La phytothérapie raisonne toujours selon le principe de globalité du corps. Même si le centre du vomissement est dans le cerveau, il faut bien que le tube digestif envoie une information à ce cerveau pour que la nausée se déclenche. Cela

Prenez le temps de mâcher

La porte du tube digestif s'appelle la bouche et le premier stade de la digestion s'appelle « mastication et insalivation ». Ne vous étonnez pas d'avoir un estomac fragile et susceptible qui a tendance au « retour à l'envoyeur » si vous lui envoyez des aliments non mâchés et non insalivés.

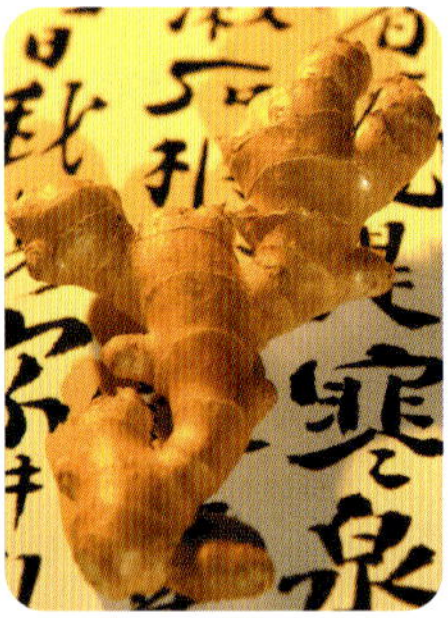

LE GINGEMBRE
Nom latin: *Zingiber officinale*
Famille des Zingibéracées

Le gingembre est un rhizome (racine horizontale) aux multiples propriétés. Son action sur les nausées et le mal des transports est connue mais il est aussi un grand stimulant de la digestion et de tout l'organisme (action tonique). Il a des propriétés aphrodisiaques par stimulation du psychisme et des glandes surrénales ainsi que des glandes sexuelles.

n'est valable bien sûr que pour les problèmes bénins et ne concerne pas les causes cérébrales elles-mêmes (toujours consulter si les symptômes persistent). Les plantes qui agissent sur nausées et vomissements sont donc des plantes digestives à légère polarité nerveuse. **La menthe** est bien connue pour ses vertus digestives et la badiane (ou anis étoilé) aussi. On pourra d'ailleurs utiliser ces deux plantes sous forme de tisane car leur action est nette et rapide.

La passiflore (fleur qui donne le fruit de la passion) a une bonne action sur la digestion et sur le « nervosisme » digestif. À conseiller donc en cas de terrain spasmophile avec nombreuses nausées (1 à 2 gélules par jour).

Le fenouil soulage la digestion et sa consommation (en bulbes à croquer ou mélangés aux crudités) est connue pour diminuer ballonnements et flatulences. C'est un antispasmodique puissant, actif contre nausées et vomissements mais aussi contre les spasmes digestifs en tout genre.

Le gingembre a des propriétés voisines sur la digestion en même temps que tonifiantes sur tout le corps et lui aussi est utilisé comme aliment ou condiment. Il a une propriété très utile qui est de combattre les nausées liées au mal des transports (2 gélules 3 fois par jour durant les voyages).

VOTRE ORDONNANCE PHYTO

On pourra associer gingembre, fenouil et menthe à raison d'une gélule de chaque matin, midi et soir, par cures de 15 jours tous les mois dans les fragilités digestives avec nausées. Si le terrain est spasmophile, ajoutez 1 gélule de passiflore matin et soir.

Otites et sinusites ont un grand point en commun. Il s'agit dans les deux cas d'une infection entraînant une inflammation dans une cavité presque close.

OTITES ET SINUSITES

L'otite est l'infection de l'oreille moyenne (cette petite cavité qui contient les fameux osselets) et la sinusite est bien entendu l'infection d'un ou plusieurs sinus. L'otite est très souvent la conséquence d'une rhinopharyngite. La sinusite est souvent récidivante et touche les sinus frontaux (elle donne alors un mal de tête en barre au-dessus des yeux), ou les sinus maxillaires (elle donne une douleur aux pommettes, voire des douleurs dentaires) ou des cellules ethmoïdales (elle donne un gros rhume douloureux).

Traitement classique

Dans les deux cas, il y a presque toujours de la fièvre et le traitement classique repose sur les antibiotiques et les anti-inflammatoires.

Ce qui pose problème, c'est surtout le caractère souvent récidivant. Ce qui amène chez l'adulte à traiter des sinusites à répétition à grands coups d'antibiotiques voire même de corticothérapies, et qui amène chez l'enfant à traiter de multiples otites au cours de la mauvaise saison par antibiotiques, détruisant ainsi la flore intestinale et faisant le lit de l'allergie et de la baisse des défenses immunitaires.

Et au menu ?

Manger l'hiver et manger l'été ce n'est pas la même chose. Notre société nous propose des fraises et des tomates en décembre et des oranges et des pommes en juin. Stimuler nos défenses commence par une alimentation adaptée au froid et à l'humidité. Céréales complètes au moins deux fois par semaine et agrumes riches en vitamine C. Une cure de cynorrhodon au creux de l'hiver et des fruits secs oléagineux et non oléagineux, en quantité limitée mais régulière.

Soigner les otites par les plantes

Les plantes utiles sur les otites récidivantes sont la passiflore, le mélilot par leur action sur les défenses immunitaires. Le cassis et l'harpagophytum sont des stimulants de l'immunité en même temps que des anti-inflammatoires de l'oreille. La lavande est un anti-infectieux. Chez l'enfant, on pourra à partir de trois ans, utiliser les gélules en les ouvrant et en ne dépassant pas la dose d'une demi-gélule par jour et par tranche de 10 kg (donc une gélule pour un enfant de 20 kg par exemple).

Les sinusites se soigneront et s'espaceront par des cures de marrube blanc, de cyprès et pin. Dans ce dernier arbre, ce sont les bourgeons qui sont intéressants car ils sont plus riches en principes actifs et représentent la partie la plus jeune (donc la plus régénératrice) de l'arbre. Le cyprès est un grand anti-viral dont on commence à connaître les multiples propriétés bénéfiques.

LES BOURGEONS DE PIN

Les bourgeons de pin représentent la partie jeune et régénératrice du pin sylvestre. Son huile essentielle a des propriétés anti-infectieuses incomparables. Les bourgeons contiennent une résine riche en essence de térébenthine et en une substance appelée maltol. Le pin était utilisé par les médecins arabes dans toutes les affections respiratoires et par Hippocrate lui-même. Le pin est un des arbres qui vit le plus longtemps.

Ne couvrez pas trop les enfants

Retrouver de bonnes défenses immunitaires, cela commence par retrouver la confiance dans nos propres systèmes d'adaptation à l'environnement. La surprotection des adultes ou des enfants (par maman frileuse interposée) n'est pas une bonne chose. Entre être débraillé en plein hiver en dessous de zéro et être calfeutré à grand renfort de bonnets, cagoules, écharpes et cotons dans les oreilles, il existe un juste milieu. Notre organisme est capable de se réadapter. Faisons-lui confiance !

VOTRE ORDONNANCE PHYTO

Les otites récidivantes chez l'enfant et chez l'adulte pourront être soignées par des cures de trois semaines sur quatre de septembre à avril de :
mélilot, lavande et cassis, 1 gélule de chaque matin midi et soir (adaptez pour l'enfant, une demi-gélule par tranche de 10 kg et par jour).

Les sinusites récidivantes seront traitées chez l'adulte durant toute la mauvaise saison, par cure de 3 semaines par mois :
bourgeons de pin, marrube blanc et cyprès, 1 gélule de chaque matin, midi et soir.

Avec l'âge, les os sont moins denses, ils se fragilisent. Au-delà d'un certain seuil, ils deviennent vulnérables aux fractures. C'est l'ostéoporose.

OSTÉOPOROSE

Cette maladie se caractérise par une raréfaction des travées osseuses. La conséquence directe est la plus grande fréquence de fractures en cas de chute et la survenue de fractures de fatigue. Elle s'associe souvent à une décalcification, c'est-à-dire à la diminution des sels minéraux dans l'os. Mais n'oublions pas que l'os est un organe vivant constitué surtout de protéines comme tout le reste du corps. Ces protéines constituent les travées de l'os, consolidées par les sels minéraux, surtout calcium, sous forme de cristaux d'hydroxyapatite.

Les fractures de fatigue touchent surtout les pieds et surviennent spontanément, sans chute ni coups. En cas de chute, la fracture du col du fémur est la plus fréquente et la plus grave; elle est suivie de près par la fracture du radius au niveau du poignet (fracture de Pouteau-Colles).

La baisse de la minéralisation osseuse se fait à mesure que l'âge avance mais plusieurs facteurs peuvent l'influencer:
– La prédisposition génétique et il existe des familles à ostéoporose.
– La sédentarité et on sait que chez les montagnards par exemple qui sollicitent leur squelette plus que les habitants de la plaine, il y a beaucoup moins d'ostéoporose.
– L'alimentation carencée en protéines surtout, bien plus que le calcium dont on nous rebat les oreilles pour les produits

Comment prévenir l'ostéoporose?

La marche est la meilleure prévention de l'ostéoporose car un os ne se minéralise que s'il est stimulé par des contraintes mécaniques.

Une alimentation saine, à base de fruits et légumes frais avec davantage de poisson que de viande est à conseiller. Les laitages seront pris en quantité normale, non excessive. On favorisera plutôt les yaourts et les produits de chèvre et de brebis. Le lait sous forme liquide n'est pas à conseiller chez l'adulte car il acidifie et donc déminéralise, excepté chez le vieillard au-delà de 85 ans chez lequel il est utile.

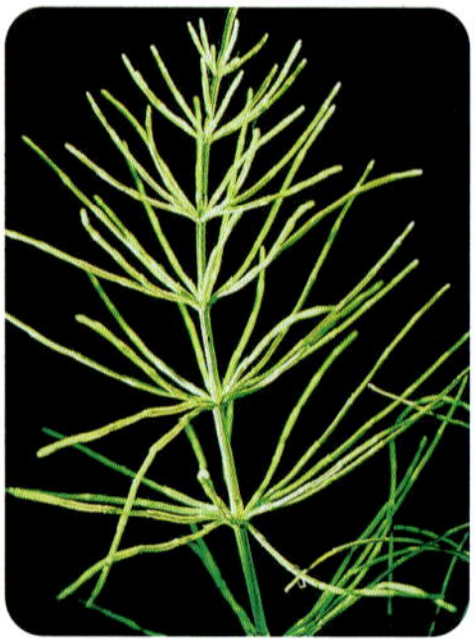

LA PRÊLE
Nom latin : *Equisetum arvense*
Famille des Équicétacées

La prêle est une plante merveilleuse dans les troubles de la minéralisation osseuse et dans tous les processus où les minéraux manquent, y compris la spasmophilie du fait de sa silice. Mais cette herbe a aussi des propriétés diurétiques très importantes. En réalité selon que l'on utilise cette plante en teinture ou tisane ou au contraire en poudre, on aura des propriétés différentes. La poudre contient les parois cellulaires de la plante, est riche en silice et reminéralise. Les tisanes contiennent les sucs de la plante et sont plutôt diurétiques.

laitiers et qui se trouve dans l'eau de boisson et dans tous les légumes. Les produits laitiers doivent être consommés, mais une trop grande quantité acidifie le terrain et déminéralise ! Donc produit l'effet inverse.

– Enfin, la baisse des hormones chez l'homme graduellement (andropause) et chez la femme à partir de la ménopause. Mais là encore la prédisposition génétique joue un grand rôle.

Traitement classique

Le traitement classique utilise la vitamine D, le calcium et les sels de fluor. On a beaucoup parlé du traitement hormonal substitutif pour prévenir l'ostéoporose chez la femme ménopausée. L'effet d'un tel traitement reste controversé.

Soigner l'ostéoporose par les plantes

Beaucoup de plantes ont une action bénéfique sur la décalcification et sur l'ostéoporose. **Le bambou** et **la prêle** sont deux plantes très riches en silice. La silice est un minéral méconnu et cela est bien dommage. En effet, il permet à lui seul la fixation du calcium, du phosphore et du magnésium par l'organisme. Il en favorise l'absorption mais aussi la fixation dans le tissu osseux. Ces plantes sont donc incontournables y compris pour hâter la consolidation des fractures. **La sauge** a une action complémentaire à la fois sur la croissance osseuse et comme régulateur hormonal chez la femme ménopausée. Les isoflavones de soja, ont une action surtout sur les bouffées de chaleur mais semblent agir de façon préventive sur l'ostéoporose.

VOTRE ORDONNANCE PHYTO

Bambou et prêle, 1 gélule de chaque 3 fois par jour durant 2 mois pour la consolidation des fractures et 3 mois sur 4 dans l'ostéoporose.

On y ajoutera 1 gélule de sauge matin et soir chez la femme ménopausée et 1 gélule de cassis chez l'homme vieillissant.

Messieurs,
sachez bien que cela peut
arriver à tout le monde !

PANNES SEXUELLES

Nous nous adressons en particulier à nos lecteurs masculins car les femmes, elles, ne s'inquiètent que lorsque l'état devient un peu permanent. Elles ne s'offusquent pas d'une absence de désir passagère. Elles n'ont pas envie et puis voilà. Les hommes au contraire sont facilement blessés, d'autant plus qu'ils restent isolés, ne parlent pas de leur mésaventure… et donc se croient les seuls au monde.

La « panne » est plutôt l'apanage des jeunes. Pour qu'il y ait panne, il faut bien que cela tranche avec d'habitude. Les plus âgés ne parlent pas de panne mais plutôt de ralentissement.
Mais il y a une autre différence encore plus importante. La panne du jeune se passe dans son organe le plus gros : le cerveau. La panne du senior se passe beaucoup dans le cerveau, mais parfois c'est tout de même le mécanisme de base qui est touché : baisse des hormones, trop bonne vidange veineuse des corps caverneux qui empêche que le flux artériel ne produise l'érection. Chez la femme, complexe et délicieuse femme, c'est la tête bien sûr qui commande, mais après la ménopause, l'insuffisance d'hormones et surtout la sécheresse vaginale n'aident pas une vie sexuelle harmonieuse.

Traitement classique

Le traitement classique de ces troubles est surtout symptomatique. Pour la panne simple, on ne fait rien et on rassure. Si cela se reproduit, fortifiants pour le corps et éventuellement antidépresseurs si la tête va vraiment mal.

Idée de massage câlin

Un massage aux huiles essentielles permettra aux couples et de façon très ludique de retrouver la voie de la complicité. L'huile d'Ylang Ylang a des propriétés aphrodisiaques. Elle s'utilise diluée, 10 gouttes dans une cuillère à soupe d'huile d'amande douce. On pratiquera un massage, à tour de rôle sur la région lombaire et le haut des fesses, puis on change de côté et on masse le bas du ventre.

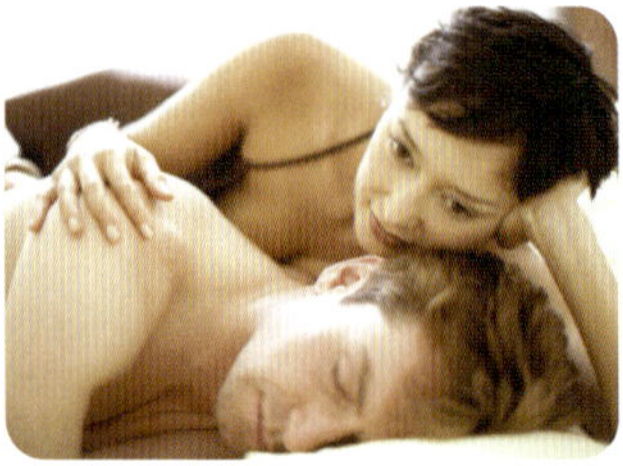

Pour les troubles des gens plus âgés, un médicament est venu révolutionner le traitement : le Viagra®. D'autres molécules proches sont aussi sur le marché. Si on respecte les contre-indications, ce médicament qui nécessite une ordonnance du médecin donne de bons résultats.
Pour les femmes, les ovules et crèmes hormonales ont un effet très bénéfique sur la sécheresse vaginale, sans les inconvénients d'un traitement hormonal général.

Un coup de pouce par les plantes

En phytothérapie, deux plantes ont une action directe sur la libido et sur les performances : **le gingembre** et **le ginseng.** En cas de fatigue associée, une autre variété de ginseng, l'éleuthérocoque fait merveille.

LE GINSENG
Nom latin : *Panax ginseng* C.A. Meyer
Famille des Araliacées

Le ginseng a été déjà décrit au chapitre de la fatigue *(lire page 62)* mais il constitue un traitement de choix dans ces problèmes de panne sexuelle, tout à fait extraordinaire lorsqu'il est associé à la sarriette.
Cette association est logique car à l'action tonique physique et cérébrale du ginseng vient s'associer le coup de pouce hormonal de cette *Satureia Hortensis.* Le ginseng est une racine et donc ce qu'il y a de plus terrestre dans la plante, à l'opposé de la sarriette qui agit surtout par son huile essentielle, substance aromatique la plus éthérée de la plante. Mélange du ciel et de la terre pour monter au septième ciel ?

La sarriette (variété de thym) et la sauge ont une action hormonale intéressante. La sarriette stimule les hormones en général alors que la sauge a une action plus complexe. Chez la femme, elle stimule les hormones et relance le tonus général. Chez l'homme, la sauge a une action décongestionnante sur la prostate en même temps qu'elle stimule les surrénales et les testicules.

Pour en savoir plus : Dr Michèle Serrand : *Ginseng : mille ans de bienfaits.* Alpen Éditions, Monaco, 2002.

VOTRE ORDONNANCE PHYTO

Panne sexuelle répétée chez un jeune adulte, garçon ou fille : gingembre (aphrodisiaque) et passiflore (pour calmer l'anxiété), 1 gélule de chaque avant dîner, tous les soirs et pas seulement ce soir-là !

Ralentissement du désir et/ou des performances chez l'adulte plus âgé : gingembre et ginseng, 2 gélules de chaque matin et soir par cures de 15 jours.

On alternera avec 15 autres jours de sauge, sarriette et éleuthérocoque, une différente chaque matin et soir.

PROSTATE
(ADÉNOME)

La prostate est une glande particulière chez l'homme, située à la sortie de la vessie et entourant l'urètre. Après 50 ans, il est très fréquent qu'elle se mette à grossir. Les cellules se multiplient et forment une tumeur bénigne appelée adénome.

La prostate est à la fois une glande et un muscle. C'est au niveau de la prostate qu'est fabriqué le liquide du sperme. Les spermatozoïdes fabriqués dans les testicules remontent via le canal déférent et viennent se mélanger à ce liquide pour former le sperme complet. Lors de l'orgasme, le spasme agréable ressenti correspond (entre autres) à la contraction de la prostate qui projette ainsi le sperme dans l'urètre, vers l'extérieur.

Dans la deuxième moitié de la vie (à partir de 50 ans) la prostate commence (plus ou moins tôt) à être victime d'une dégénérescence sous la forme d'une tumeur bénigne que l'on appelle adénome. Cet adénome n'est pas à confondre avec le cancer de la prostate, heureusement plus rare. L'adénome, lui, touche presque tout le monde.

Cet adénome en grossissant, augmente la taille et le poids de la prostate qui vient étrangler le canal de l'urètre. L'écoulement du flux urinaire devient difficile, incomplet et les envies d'uriner sont plus fréquentes. C'est surtout la nuit que cela est gênant obligeant la personne à se lever plusieurs fois.

Traitement classique

Le traitement classique de l'adénome a très longtemps reposé sur la phytothérapie précisément! Des spécialités

Faites le plein d'antioxydants

Comme toutes les maladies dégénératives, l'adénome de la prostate est pratiquement inéluctable mais peut être retardé par la protection des cellules contre les radicaux libres (qui accélèrent le vieillissement des cellules, en l'occurrence de la prostate). Les fruits frais surtout rouges comme la tomate et les légumes comme le persil, mais aussi la carotte ont une action. Régulièrement on pourra faire une cure de sélénium en oligo-élément. Les aliments tanniques comme le vin rouge en quantité très modérée ont une action positive.

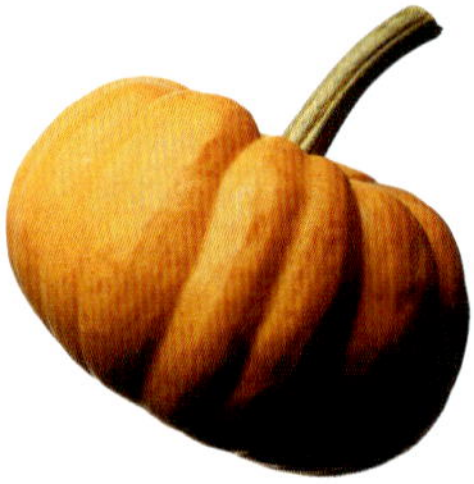

LA COURGE
Nom latin : *Curcubita pepo*
Famille des Cucurbitacées

La courge a été ramenée des Amériques et on a découvert très récemment ses propriétés sur la sphère génito-urinaire. Elle était utilisée auparavant comme vermifuge. L'huile qui en est extraite contient un acide gras (linoléique) dit essentiel car notre corps ne sait pas le fabriquer et des phytostérols qui inhibent l'inflammation et préviennent la croissance du tissu prostatique.

pharmaceutiques sont toujours utilisées à base de prunier africain ou de palmier américain.
Des médicaments plus récents semblent plus actifs. Ils ne sont pas d'origine végétale mais chimique. Leurs effets secondaires ne sont pas négligeables. Même s'ils sont parfois incontournables, c'est en dialoguant avec son médecin qu'on pourra en juger.

Soigner l'adénome par les plantes

La phytothérapie représente une possibilité de choix, en accord avec son médecin traitant et éventuellement en association avec les traitements classiques, pour soigner l'adénome prostatique.

Le pépin de courge a une action très nette sur l'adénome. Les résultats sont réguliers, certaines personnes consomment les pépins qu'elles achètent en vrac (exiger une bonne qualité biologique labellisée). Mais il existe des gélules d'huile de pépin de courge, plus pratiques et moins contraignantes puisque trois par jour suffisent. On pourra y associer la racine d'ortie qui est un bon complément et agit sur les mécanismes de l'adénome (une gélule par jour).
À ces deux plantes essentielles, on ajoutera la bruyère pour son action anti-infectieuse et la reine des prés pour son action anti-inflammatoire.

Pour en savoir plus : Dr Patrice Pfeifer : *Docteur, c'est la prostate ?* Alpen Éditions, Monaco, 2003.

VOTRE ORDONNANCE PHYTO

Prenez au long cours 1 gélule matin, midi et soir d'huile de pépin de courge et 1 gélule le matin de racine d'ortie.

10 jours par mois, associez 1 gélule de bruyère le soir, ainsi que dans les périodes où vous êtes particulièrement gêné la nuit, avec des picotements en urinant.

Vous prendrez pendant 10 autres jours, 1 gélule de reine des prés le soir, ainsi que dans les périodes où c'est la sensation de gêne et de pesanteur dans le bas ventre qui domine.

PSORIASIS

Le psoriasis est une maladie de la peau qui se manifeste par des plaques rouges, plus ou moins prurigineuses, qui témoignent d'une inflammation chronique.

La peau desquame en squames fines comme de la farine ou au contraire épaisses. Ces « taches » de psoriasis peuvent être de petite taille ou au contraire former de larges nappes. Parfois, c'est tout le corps qui est recouvert.

Le psoriasis est génétique et héréditaire. Mais il semble bien que son déclenchement soit lié au stress et aux émotions. Une forte contrariété, un traumatisme inaugurent souvent la maladie.
Cela ne veut pas dire que les gens qui ont du psoriasis sont plus angoissés que les autres. Il faut cesser de culpabiliser ceux qui en sont victimes, comme si tout cela était de leur faute. On ne fait pas exprès d'être porteur de la maladie. Le stress est un déclencheur, pas une cause.

Il faut dire qu'une fois la maladie installée, cela ne contribue pas à assurer un bon moral. Dans les atteintes sévères, c'est même le contraire.
Dans un certain nombre de cas, le psoriasis ne se contente pas de toucher la peau mais donne d'autres troubles. En particulier des douleurs articulaires. On parle de rhumatisme psoriasique.

Traitement classique

Le traitement classique utilise trois voies thérapeutiques. Les traitements locaux font encore beaucoup appel à la cortisone associée à des substances qui décapent

Et au menu ?

Les huiles de poisson sont riches en acides gras oméga-3 aux propriétés anti-inflammatoires. Pensez à consommer régulièrement de tels poissons, particulièrement le saumon. Vous pouvez aussi prendre ces huiles de poisson sous forme de gélules chez votre pharmacien. La figue fraîche et la bergamote (variété d'agrume que l'on trouve surtout en confiserie et dans certains thés) ont une action très bénéfique.

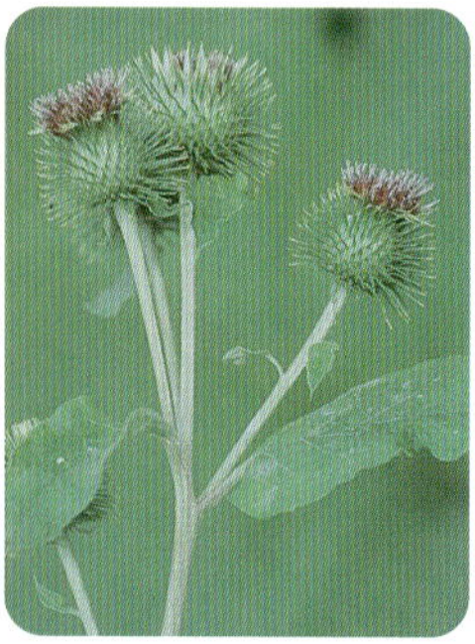

les croûtes et les squames (mordançage). Mais de nouvelles molécules sont apparues depuis quelques années. Des traitements médicamenteux par voie orale donnent de bons résultats et sont utilisés sur les psoriasis graves ou étendus.
Enfin, la puvathérapie (traitement par les ultraviolets A) amène régulièrement de très belles améliorations.
Parfois, et surtout s'il existe des rhumatismes psoriasiques importants, des cures de corticothérapie par voie orale sont nécessaires.

LA BARDANE
Nom latin: *Arctium lappa*
Famille des Astéracées

La bardane est une plante que tout le monde connaît car nous avons tous joué à ramasser ces fruits hérissés de petits crochets et qui s'agrippent merveilleusement aux vêtements et aux cheveux.
On la trouve sur les chemins.
Elle est connue depuis l'Antiquité.
Ses propriétés antiseptiques (et même antifongiques) la rendent très efficace pour tous les problèmes de peau.
Elle agit de façon dépurative à la fois sur la peau elle-même mais aussi sur les intestins et le foie.

Soigner le psoriasis par les plantes

Les plantes qui agissent sur le psoriasis agissent sur plusieurs pôles. **La bardane** est un grand draineur (nettoyeur) de la peau ainsi qu'un draineur des toxines de l'intestin. **L'escholtzia** et **la passiflore** régulent l'émotivité et les stress inconscients qui entretiennent l'inflammation. **Le romarin** stimule et nettoie le foie.

VOTRE ORDONNANCE PHYTO

Prenez au long cours 1 gélule matin, midi et soir d'escholtzia et 1 gélule de bardane. Ajoutez 1 gélule au coucher de passiflore.
10 jours par mois, on nettoiera le foie avec 1 gélule matin et soir de romarin.

Le langage populaire a institué le terme de « règles » pour parler des menstruations, terme plus technique et médical. C'est donc bien qu'une certaine régularité en soit la caractéristique !

RÈGLES DÉRÉGLÉES
SYNDROME PRÉMENSTRUEL

On constate en effet que lorsque cette régularité d'horloge n'est pas respectée, ce n'est pas pour améliorer le confort des femmes. Car quand les règles sont en avance, ou lorsqu'elles surviennent avec du retard, elles s'accompagnent d'un cortège de symptômes assez désagréables que l'on regroupe sous le nom de « syndrome prémenstruel ».

Tensions douloureuses et inconfortables dans les seins, douleurs dans le ventre, colite et constipation ou au contraire diarrhées, mauvaise qualité de la peau avec éruption de boutons, troubles de l'humeur et fragilité émotionnelle, prise de poids et sensation de gonflement général. Chaque femme a son syndrome prémenstruel avec ses propres symptômes.

Ce « dérèglement » des règles est dû à un déséquilibre entre les deux types d'hormones chez la femme : œstrogènes et progestérone. Il y a trop d'œstrogènes (ou folliculine) par rapport à la progestérone. Ces oestrogènes en excès sont responsables de tous les symptômes.

Traitement classique

Le traitement classique repose sur la progestérone. En effet, un apport médicamenteux de progestérone va rééquilibrer

Se réconcilier avec son corps

Tous ces troubles ont une bien fâcheuse tendance à vous faire détester votre corps, soit de l'intérieur, par les sensations négatives qu'il vous envoie, soit de l'extérieur par l'image que ce satané miroir vous assène. Une pratique sportive ou artistique permet souvent de retrouver le corps comme un lieu de plaisir et non plus de souffrance. La danse et les activités gymniques (aqua gym, aérobic...) associent leur côté sportif à leur côté esthétique. Parvenir à se retrouver belle dans le mouvement et percevoir le plaisir physique du geste beau sont des moyens souvent très utiles à ne pas négliger.

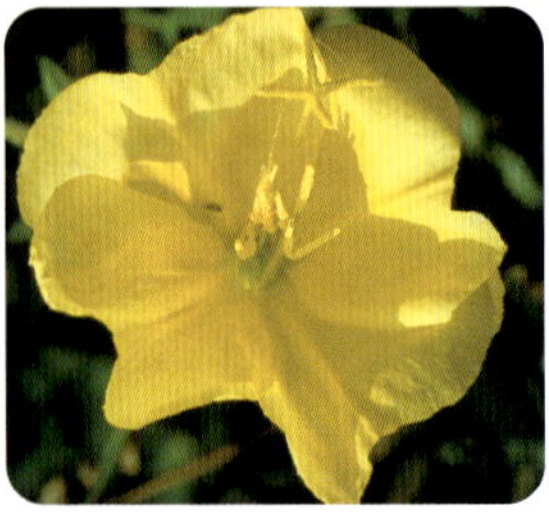

les deux hormones. Ainsi, il n'y aura plus d'excès relatif en folliculine et le tableau se verra amélioré. Hélas, les médicaments à base de progestérone ont quelques inconvénients, en particulier une certaine prise de poids.

L'ONAGRE
Nom latin : *Oenothera biennis*
Famille des Onagracées

L'onagre ou jambon des jardiniers ou encore raiponce rouge et même primevère du soir est originaire d'Amérique du Nord. On la trouve sur les chemins et on la reconnaît à ses fleurs jaunes qui s'ouvrent le soir. C'est son huile qui a des propriétés intéressantes. Elle est obtenue par première pression à froid afin de conserver la pureté des principes actifs. Parmi ceux-ci l'acide gamma-linolénique qui régularise les hormones de la femme, en particulier en s'opposant à la sécrétion de prolactine (hormone de la femme allaitante) qui est responsable des tensions douloureuses des seins.

Soigner le syndrome prémenstruel par les plantes

Beaucoup de plantes pourront être utiles. **L'onagre** est une des plantes principales. Mais l'action hormonale de la sauge est très utile. **L'armoise** agit surtout et de façon très nette sur les douleurs et les spasmes. **L'achillée millefeuille** agit sur les règles douloureuses et irrégulières. C'est une plante régulatrice très intéressante. Elle soigne aussi le prurit vulvaire et avait jadis la réputation de faire renaître la virginité (tout un programme !).

VOTRE ORDONNANCE PHYTO

Dans tous les cas, huile d'onagre, 1 gélule matin, midi et soir du 15e au 25e jour et tous les jours « non stop » si l'irrégularité vous a fait perdre vos repères.

Ajoutez 1 gélule 3 fois par jour de sauge si les règles sont abondantes et hémorragiques.

Ajoutez 1 gélule d'armoise matin, midi et soir, en cas de règles douloureuses, soit durant les dix jours qui précèdent ou les jours douloureux simplement.

Nez qui coule, toux... chaque hiver les virus nous font la vie dure!

RHUMES RHINOS
ET AUTRES PLAISIRS FROIDS

La saison froide dans nos régions tempérées nous donne un climat souvent mitigé. Depuis le début du mois d'octobre, surtout de novembre à février mais parfois jusqu'en avril, coexistent une alternance de jours froids et humides (dépressions qui viennent du pôle) et de redoux plus chauds voire ensoleillés (anticyclones). Ces conditions, alliées à la multiplicité des contacts entre les gens surtout dans les villes font le bonheur des microbes et des virus qui peuvent ainsi proliférer.

Traitement classique

Qu'il s'agisse de rhume ou de rhinopharyngite (avec ou sans fièvre), les virus en sont les seuls responsables et les antibiotiques qui n'ont aucune action sur eux sont inutiles.

Ces rhinos se compliquent parfois en bronchites, trachéites ou bronchiolites chez le nourrisson. Ce sont bien des microbes (donc sensibles aux antibiotiques) qui en sont les responsables. Mais l'utilisation trop banalisée des antibiotiques a rendu ces microbes résistants, obligeant à monter par crans successifs

Et au menu?

L'alimentation joue toujours un rôle prépondérant dans les maladies infectieuses. C'est au niveau de l'intestin grêle que se définit la barrière entre le « soi » et le « non soi ». N'est-ce pas à cet endroit que toutes les allergies alimentaires se produisent, témoignant de la difficulté pour le corps de laisser passer les aliments (non soi) pour qu'ils fassent partie intégrante de nous-même (soi). Dans les périodes de fièvre et d'inflammation, il est donc nécessaire de s'alimenter légèrement afin de libérer l'intestin. Soupes, légumes et fruits cuits, sans laitages ni aliments carnés. Ensuite au moment où la fièvre tombe et où ne subsiste que le bon gros rhume ou la toux grasse et éliminatrice, on reprendra au contraire une alimentation de « recharge » à base de fruits secs non oléagineux et de céréales complètes de bonne qualité biologique.

dans l'arsenal, si bien que le monde médical est inquiet pour les années à venir. Demain aurons-nous des antibiotiques encore efficaces ?

Depuis 50 ans d'utilisation des antibiotiques, on a joué uniquement la carte du microbe, jamais celle du malade. Il faut toujours tuer le microbe et ne jamais faire confiance aux défenses immunitaires de l'organisme infecté. Le résultat est là, pour des raisons sûrement un peu mercantiles et beaucoup d'ignorance et de parti pris.

Après 8 jours d'antibiotiques, la flore intestinale, composée de microbes utiles pour notre digestion et notre équilibre est totalement détruite. Il faudra plusieurs mois et souvent plus d'une année pour la reconstituer. Que penser des enfants sous antibiotiques deux fois par mois ?

Le traitement classique des rhinopharyngites et des rhumes ne devrait donc contenir que des désinfectants locaux pour le nez, la gorge et des fluidifiants pour la toux, il serait ainsi plus efficace. Et laisser faire les défenses immunitaires pour le reste.

LA PROPOLIS

La propolis n'est pas une plante mais un dérivé d'arbre récolté par les abeilles. Cette résine de cicatrisation des arbres sert à la réparation des parois des ruches et protège des microbes, champignons, moisissures et des levures qui pourraient endommager la ruche. Le miel en contient forcément un peu. Sa richesse en flavonoïdes explique une action de stimulation des défenses immunitaires particulièrement efficace.

Soigner le rhume par les plantes

La phytothérapie va plus loin en respectant la flore intestinale et les défenses, et même en les renforçant.

Le thym est une des plantes les plus couramment utilisées, mais toutes les plantes dites « balsamiques » sont utiles comme le pin, l'eucalyptus ou la lavande. On pourrait aussi citer la menthe, le romarin et la sauge. **La bourrache** est aussi une plante de grand intérêt car elle agit sur la fièvre et l'inflammation. On peut la préparer en tisane. **Le bouillon blanc** agira lorsque la rhino s'accompagne de trachéite avec une toux sèche, souvent épuisante.

Enfin, **la propolis** stimule les défenses contre les virus.

VOTRE ORDONNANCE PHYTO

1 gélule de propolis et 1 gélule de thym matin, midi et soir dès les premiers signes.

On y adjoindra une tisane de bourrache qui chassera la fièvre et fera suer abondamment.

Si la toux est sèche, ajoutez 1 gélule de bouillon blanc matin et soir avec une cuillère à café de miel de lavande.

Pourquoi devons-nous dormir? Pourquoi la nature a-t-elle prévu un système aussi risqué puisqu'il nous met à la merci des prédateurs qui peuvent ainsi nous trouver sans défense et nous dévorer?

SOMMEIL (ADULTE, ENFANT)

Tous les animaux qui ont un système nerveux central dorment. Cela veut donc dire que la nature n'avait pas trop le choix et que cela nous est nécessaire. Nous dormons la nuit, dans l'obscurité et nous vivons le jour, à la lumière. La mélatonine est l'hormone de notre cerveau la nuit, dérivée de la mélanine produite lors du bronzage et la sérotonine est l'hormone de notre cerveau le jour.

Hormone du bonheur, la sérotonine est fabriquée lorsque nous sommes heureux et lors de la marche et du jogging et au contraire consommée dès que nous sommes stressés, pressés et malheureux. La sérotonine et la mélatonine sont interdépendantes l'une de l'autre. Nous avons donc besoin de l'hormone du jour, comme de celle de la nuit. Nous avons besoin de soleil, de lumière et nous avons besoin d'obscurité (dormir avec une lumière allumée empêche la fabrication de mélatonine); nous avons besoin de veille et nous avons besoin de sommeil. Le sommeil est un phénomène actif. Le cerveau ne se repose pas, mais des zones différentes se mettent en route. Le sommeil est composé de cycles de deux heures environ avec une phase de sommeil dit lent et une phase de 20 minutes de sommeil paradoxal (durant lequel nous rêvons). C'est ce sommeil paradoxal qui est le plus réparateur et il faut savoir que les somnifères, s'ils nous donnent la sensation de dormir, diminuent la quantité de sommeil paradoxal et donc aggravent notre état.

Traitement classique

Pour traiter les troubles du sommeil, on a généralement recours aux somnifères appelés « hypnotiques ». Ils appartiennent presque tous à la famille des benzodiazépines. Leurs noms génériques sont: diazépam, lorazepam, flunitrazepam, bromazepam, etc.

Le soir, mangez léger!

C'est l'heure du dîner qui conditionne la qualité du sommeil et qui explique la plupart des réveils vers une ou deux heures du matin. Il faut dîner tôt (19 h, 19 h 30) et léger, sans féculent ni trop de graisses pour favoriser un bon sommeil.

La télé au lit est une fausse amie; elle excite nos rétines et nous endort par phénomène d'hypnose pour que notre sommeil soit d'autant plus mauvais ensuite avec des réveils au cours de la nuit.

Ils enlèvent l'anxiété et provoquent une sédation. Enfin, ils sont directement hypnotiques c'est-à-dire qu'ils provoquent la survenue du sommeil. Outre le fait qu'ils diminuent le sommeil paradoxal, ils donnent des troubles de la mémoire et surtout créent une dépendance.

Soigner les troubles du sommeil par les plantes

Le traitement phytothérapique n'a pas tous les inconvénients des médicaments chimiques, mais il faudra savoir accepter une action plus douce et moins spectaculaire. À l'inverse, les plantes ne donnent pas d'accoutumance et il n'est ainsi pas nécessaire d'augmenter les doses. Elles opèrent un réel travail de fond qui rééduque un sommeil normal.

L'aubépine est bien connue pour ses propriétés calmantes qui favorisent le sommeil, particulièrement chez les gens sujets aux palpitations et au « nervosisme » cardiaque. La valériane (l'herbe à chat) est plus franchement sédative quand l'anxiété empêche le « lâcher prise » du sommeil. La passiflore est la grande plante de l'angoisse et du terrain spasmophile. Elle ne fait pas vraiment dormir mais abaisse l'anxiété.

L'escholtzia est la plante qui a la plus grande action hypnotique proprement dite, elle peut être associée aux autres.

Le coquelicot a une action plus douce et peut être utilisé chez l'enfant de plus de 10 kg, en cures courtes.

LES PLANTES ENNEMIES

Cela n'est pas tout de savoir quelles plantes prendre. Il faut aussi savoir écarter celles qui nuisent à votre sommeil.
Hormis les plantes trop toniques comme le ginseng ou l'éleuthérocoque, on veillera à limiter la consommation de café le matin (jamais après 11 h du matin et surtout pas à 14 h, c'est le plus nuisible).
Le thé est à éviter, quelles que soient l'heure et la manière de le préparer.
On lui préférera une infusion aromatique de plantes ou de fruits de qualité biologique.
Les boissons au cola sont à mettre dans le même panier. Une dernière chose : pas de télé au lit ; la radio à la rigueur.

VOTRE ORDONNANCE PHYTO

Prenez avant le dîner au titre d'une prémédication, 2 gélules de valériane et 2 gélules d'escholtzia. Vous y associerez 2 gélules d'aubépine si vous avez facilement tendance aux angoisses au thorax ou aux palpitations ou bien 2 gélules de passiflore si vous êtes plutôt spasmophile avec tendance à pleurer ou à avoir de la colite.

Après cette prémédication, on reprendra le même mélange de gélules juste avant le coucher.

Chez les enfants, essayez en cures pas trop prolongées, le coquelicot : 1 gélule par tranche de 20 kg de poids, une heure avant le coucher.

SPASMOPHILIE

La spasmophilie fait partie de ce que les médecins appellent dans leur jargon « les syndromes ».

Un syndrome est un ensemble de symptômes un peu disparates que l'on regroupe car ils apparaissent chez les mêmes patients. C'est tout à fait le cas de la spasmophilie qui regroupe des symptômes aussi divers que des maux de tête, des courbatures douloureuses de la colonne vertébrale, des spasmes digestifs, une tendance à l'anxiété et à la dépression, des vertiges, des tremblements et des crises de tétanie (malaises avec contractures douloureuses des mains et des pouces, jusqu'à la perte de connaissance).

La médecine classique a tardé pour reconnaître la spasmophilie comme une maladie authentique et avait tendance à négliger la souffrance de ces patients (surtout patientes). Les causes de la spasmophilie sont loin d'être élucidées. C'est une maladie de l'être dans sa globalité. On peut résumer la maladie en disant qu'il s'agit d'une hyperexcitabilité neuromusculaire. Chaque fibre nerveuse qui reçoit un influx nerveux, transporte cette impulsion vers une fibre musculaire. Tout se passe dans la spasmophilie comme si cette transmission à la fibre musculaire était augmentée, exacerbée. Et des fibres musculaires, nous en possédons partout : dans les vaisseaux sanguins, la tête, le tube digestif... C'est ce qui explique la multiplicité des symptômes.

Pourquoi y a-t-il hyperexcitabilité neuromusculaire ? Un déséquilibre calcium-phosphore lié aux glandes parathyroïdes peut être en cause ; un déficit dans la fixation du magnésium joue également

Chantez maintenant !

La spasmophilie est toujours aggravée par une respiration rapide et anxieuse. Mais cette respiration trop rapide qui « hyper oxygène » le corps, se fait à l'insu de la personne, un peu en permanence. Cette trop grande oxygénation est nuisible au bon équilibre et favorise les fuites de minéraux. Tout ce qui permet de respirer plus calmement est bénéfique. Tout particulièrement le chant. Qu'il s'agisse de chant classique en chorale, de jazz ou de chant d'opéra, la pratique régulière du chant a une double action, à la fois positive sur le vécu des émotions et sur la rééducation respiratoire qu'elle constitue.

un rôle, mais cela ne saurait tout expliquer. Les traumatismes de l'enfance et une prédisposition génétique ont aussi leur responsabilité.

Traitement classique

Le traitement classique de la spasmophilie est loin d'être univoque. Certains médecins privilégient la piste minérale et donnent du calcium, du magnésium et parfois du phosphore. Mais on a l'impression qu'après une première amélioration, s'en suit assez vite une rechute, comme si le magnésium fuyait à mesure qu'on en avale.

D'autres privilégient l'aspect psychologique et conseillent la relaxation, la psychothérapie, voire même (peu souvent heureusement) les tranquillisants ou les antidépresseurs.

Soigner la spasmophilie par les plantes

Les plantes qui peuvent soigner la spasmophilie sont nombreuses et on pourrait les résumer en disant que ce sont celles qui agissent à la fois sur le système nerveux, sur l'équilibre glandulaire (en particulier les parathyroïdes) et sur l'équilibre minéral magnésien et calcique.

LA MÉLISSE
Nom latin : *Melissa officinalis*
Famille des Labiées

La mélisse est célèbre grâce à la fameuse eau de mélisse des carmes mise au point en 1611 et qui était utilisée comme régulateur nerveux à tout faire. Malaises vagaux, palpitations et obnubilations passagères correspondaient déjà au XVIIe siècle aux symptômes de la spasmophilie. La recette en fut donnée par Baumé et comporte la macération dans de l'alcool de feuilles fraîches de mélisse, de zestes frais de citron, d'angélique, cannelle, girofle, coriandre et muscade. Connue dès l'Antiquité par les médecins arabes comme le célèbre Avicenne, l'usage de la mélisse fut repris par notre grand Trousseau. Ce sont les sommités fleuries qui sont choisies juste au moment de la floraison.
Une cueillette trop tardive donne une odeur de punaise et une moindre qualité thérapeutique.

Le coquelicot a des propriétés surtout de rééquilibrage nerveux. **Le lithothame** est un puissant reminéralisant qui agit sur le magnésium mais aussi sur la fixation du calcium, du phosphore, du potassium et du fer. Nous avons vu l'action de **la prêle** riche en silice au chapitre sur l'ostéoporose. Son action sera très utile chez les gens qui ne fixent pas du tout le magnésium (peut-être parce qu'ils en ont trop pris ?).

La mélisse est un régulateur des nerfs chez des gens très impressionnables.

L'aubépine calmera les spasmophilies avec « nervosisme » cardiaque, palpitations et insomnie.

VOTRE ORDONNANCE PHYTO

Prenez 1 gélule matin, midi et soir de lithothame et 1 gélule de coquelicot. Faites ainsi une cure au long cours, trois semaines sur quatre.

Rajoutez des cures d'oligoéléments magnésium et fer durant la semaine restante.

C'est un problème majeur de santé publique dans les pays industrialisés. D'abord montré comme caricatural aux États-Unis, le surpoids général de la population gagne toute l'Europe et la France en particulier.

SURPOIDS

Le surpoids touche les adultes mais aussi les jeunes de plus en plus tôt. L'obésité de l'enfant et celle de l'adolescent sont des problèmes graves de santé publique.

Nous sommes face à un vrai danger de société et bien loin de la simple préoccupation (pour autant très légitime) des adultes pour leur ligne.

La différence entre surpoids et obésité est une question de définition, donc assez arbitraire. Le surpoids est l'écart par rapport à une moyenne de poids théorique et l'obésité est le dépassement de plus de 10 % de ce poids théorique.

Le mode de calcul reconnu comme valable actuellement est celui de l'indice de masse corporelle (IMC). C'est assez simple, prenez une calculette et multipliez votre taille en mètre par elle-même (exemple 1,70 m multiplié par 1,70 m est égal à 2,89).

Puis divisez votre poids par ce résultat (exemple 65 kg divisés par 2,89 = 22,49).

Si vous trouvez entre 20 et 25, votre IMC est normal.

En dessous de 20, c'est la maigreur.

Entre 25 et 30, vous êtes en surpoids.

Entre 30 et 40, c'est l'obésité.

Au-dessus de 40, l'obésité est dite sévère, donc très dangereuse pour la santé.

On ne peut bien comprendre les phénomènes que si l'on a conscience d'une règle et de deux cercles (vicieux et vertueux). La règle est que le plus gros consommateur de calories est le muscle, qui

Petit tour d'horizon des régimes

Les régimes amaigrissants ont montré leurs gloires et leurs faiblesses. Le régime basses calories est le pire de tous car il est très frustrant, attaque le moral autant que la graisse et favorise l'effet yoyo. Les régimes dissociés sont vraiment mauvais et ne devraient plus être suivis. Les régimes d'exclusion des féculents introduits en France par M. Montignac sont intéressants et donnent des résultats. Plus récemment, des régimes reposant sur l'appartenance à un groupe sanguin semblent être assez valables. Quant aux régimes de chrono-nutrition qui donnent la priorité à l'heure de la prise des différents types d'aliments sont une piste d'avenir encore imprécise.

« mange » des calories, même s'il ne fait rien, même en dormant. Les autres tissus (graisse bien sûr, mais aussi viscères, os et même cerveau génial ou débile) ne consomment presque rien. **Le cercle vicieux** est celui de la sédentarité : je suis trop gros et peu musclé, donc le sport me fatigue, donc je mange pour ne pas m'ennuyer, donc je suis encore plus gros et encore moins musclé. **Le cercle vertueux** est celui du mouvement : je me bouge, donc je me remuscle, donc mes muscles mangent des calories et je suis moins gros, le sport ne me fatigue plus et j'ai moins faim...

Traitement classique

Le traitement du surpoids passe par les régimes et surtout par l'hygiène alimentaire (c'est-à-dire réapprendre à manger normalement de tout pour perdre très progressivement du poids).

Dans un premier temps, le régime proprement dit peut faire perdre les premiers kilos et encourager à continuer. Mais les régimes épuisent le corps et le moral, et c'est l'effet yoyo infernal !

Quant aux médicaments classiques, aucun médecin sérieux n'en donne (pas plus coupe-faim que diurétiques, mange-graisses ou médicaments thyroïdiens).

L'ORTHOSIPHON
Nom latin : *Orthosiphon stamineus*
Famille des Lamiacées

L'orthosiphon est aussi appelé thé de java et constitue un très puissant draineur de tout l'organisme. Non seulement il favorise la perte de poids mais il permet au fur et à mesure que celle-ci se produit, d'éliminer les déchets et les toxines qui, sans cela, encombreraient le corps en entraînant fatigue et démotivation.

Traiter le surpoids par les plantes

Les plantes sauront vous aider sans les inconvénients dramatiques des médicaments classiques.

L'écorce d'oranger doux a de bonnes propriétés amincissantes. Elle stimule le « brûlage » des graisses. L'orthosiphon a une action analogue et il est de plus un excellent draineur des rétentions d'eau et de toxines. **Le thé vierge** agit sur les graisses mais aussi sur l'appétit. Garcinia a une action sur les fringales de sucré. Piloselle et fenouil sont deux plantes qui stimulent le nettoyage du corps par leur action diurétique. Enfin **le fucus** est une algue qui apporte de l'iode à faible dose et agit de façon naturelle et douce pour stimuler la thyroïde et aider au destockage des graisses, en particulier la cellulite.

VOTRE ORDONNANCE PHYTO

Ecorce d'oranger doux *(Citrus aurantium)* 1 gélule matin, midi et soir, associée à 1 gélule trois fois par jour aussi, d'orthosiphon. On ajoutera fucus, 1 gélule matin et soir si la cellulite s'ajoute au surpoids.

En cas de fringales trop fortes ou de baisse de moral, 1 gélule de thé vierge matin, midi et vers 16 heures (pas le soir).

Le tabac est un énorme pourvoyeur de morts injustes et inutiles, dans un climat final bien peu paisible.

TABAC ET DROGUES

On assiste depuis plusieurs années à un recul très net du tabagisme chez les adultes en même temps qu'une recrudescence de l'arrivée de nouveaux fumeurs, de plus en plus jeunes. Comme si les nouvelles générations prenaient comme modèle notre plus grande bêtise et pas nos récentes vertus !

Le tabac a surtout subi une évolution très nette dans les mentalités. De la cigarette du héros cow-boy, nous sommes passés à la cigarette du « ringard » qui n'a toujours pas réussi à arrêter.

Dans le milieu professionnel, cette évolution est nette sur 15 ou 20 ans. On ne fume plus en réunion, on ne fume plus sur un plateau de télévision. Le tabac est devenu immoral. Est-ce pour cela qu'il captive davantage les ados ?

Les drogues dures sont un problème bien pire, mais ne peuvent être traitées dans un ouvrage tel que celui-ci.

En revanche les drogues dites douces comme le cannabis posent les mêmes problèmes que le tabac. La pharmacodépendance au cannabis a été sujette à moult discussions, mais les spécialistes de la question qui parviennent à en parler de façon non passionnée sont assez d'accord pour dire qu'elle existe. Elle est moins forte que celle du tabac qui reste la drogue créant la plus forte dépendance (drogues dures comprises). Nous parlons de dépendance, pas de gravité, ni de syndrome de manque.

Vos échecs sont la base de votre réussite

Peu importe que vous ayez déjà essayé d'arrêter et que cela n'ait pas marché. Vous devez y repenser, puis vous y remettre dès que le déclic se fait sentir car c'est bien trop important. Et puis un jour, c'est la bonne et cela marche. Chaque échec vous apprend des choses sur vous-même, ne serait-ce que sur la manière dont vous recraquez, avec cette classique illusion qui est un piège que votre inconscient vous lance : « Et si j'en refumais juste une petite, pour voir... ». Rechuter, ce n'est pas se remettre à un paquet par jour. Rechuter, c'est en fumer une !

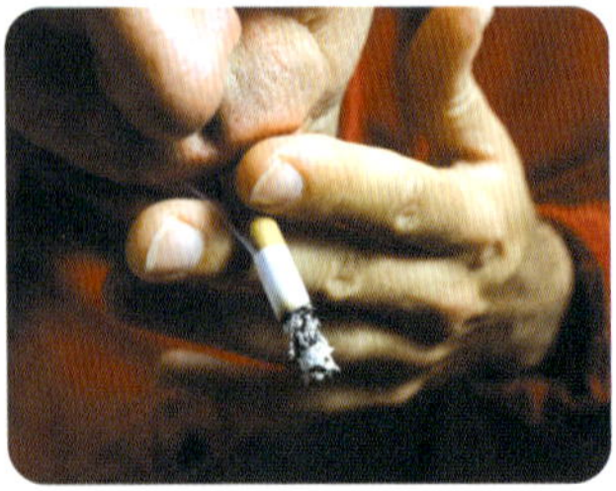

LA VALÉRIANE
Nom latin: *Valeriana officinalis*
Famille des Valérianacées

La valériane est l'autre nom de l'herbe à chat et tient ce surnom de son odeur qui attire tous les matous du quartier. Elle a des propriétés sur le système nerveux très puissantes qui expliquent son action dans le sevrage tabagique aussi bien que dans le sevrage des drogues douces comme le cannabis. Elle calme et limite aussi l'agressivité de même que l'excès d'appétit. Elle est connue depuis l'Antiquité pour son action anti-spasme et a même été utilisée dès le XVIIe siècle contre l'épilepsie.

Mais la plupart du temps, le cannabis se fume… avec du tabac. S'attaquer à l'un revient donc à s'attaquer à l'autre. Psychologiquement, là encore, il s'agit dans les deux cas d'un renoncement et d'une nouvelle alliance avec la vie et le sentiment d'exister, autrement.

Traitement classique

Le sevrage tabagique repose surtout sur les substituts nicotiniques en patchs ou en gommes à mâcher. Plus récemment, un antidépresseur (le chlorhydrate de bupropion) a été lancé sur le marché pour son action très spécifique: il entraîne un dégoût du tabac.

En finir avec le tabac par les plantes

La phytothérapie est puissante pour stopper tabac et drogues douces. Les plantes se combinent d'ailleurs parfaitement avec les patchs ou les chewing-gum et le problème du tabac est tellement important qu'il ne faut pas hésiter à mettre toutes les chances de son côté en mettant plusieurs cordes à son arc.

Le café vert est absolument imbuvable et ne remplacera jamais le « petit noir » mais pris en gélule, il aide à se déshabituer du tabac. Il est en outre un très bon stimulant physique et psychique. **La valériane** calmera efficacement le manque, la mauvaise humeur et l'agressivité. **La passiflore** (la plante qui rend « zen ») pourra compléter le tout.

VOTRE ORDONNANCE PHYTO

1 gélule de café vert le matin et 1 gélule matin, midi et soir de valériane.

On y adjoindra 1 gélule de passiflore avec un grand verre d'eau selon le besoin… pas plus de 6 gélules par jour tout de même.

« Palpitation », « cœur qui bat la chamade » sont les expressions du langage courant de cette accélération du rythme du cœur (tachy = vite et cardie = fréquence cardiaque).

TACHYCARDIE

Il ne faut pas confondre la tachycardie avec l'arythmie qui est une irrégularité des battements du cœur. Parfois le cœur peut battre à la fois irrégulièrement et vite, on parle de tachyarythmie. Parfois on parle d'extra systoles (des systoles ou contractions du cœur en plus, en trop, qui s'intercalent entre deux battements normaux). La sensation est souvent une impression de cœur qui s'arrête puis qui repart brusquement.

La plupart du temps, ce sont le stress, l'anxiété ou l'abus de caféine qui en sont responsables. Mais la tachycardie et les extra systoles ne doivent jamais être négligés. Tous les conseils qui suivent ne valent que si vous avez vu votre médecin ou un cardiologue qui pourra établir :
– qu'aucune maladie du cœur ne se cache derrière cette accélération du rythme ou ces extra systoles ;
– que la tachycardie n'est pas dangereuse pour votre cœur de même que les éventuelles extra systoles.
Le rythme cardiaque normal oscille généralement entre 50 et 80 battements par minute ; il est plus rapide chez l'enfant.

Traitement classique

La plupart du temps, aucun traitement n'est nécessaire. Une simple surveillance suffit. L'arrêt du café (et des

Conseils hygiéno-diététiques

Diminuez votre consommation de café et de thé. Ne conservez que le thé du matin et si vous êtes plutôt café, buvez-en une à trois tasses jusqu'à midi mais rien après. Quant aux boissons au cola, elles sont vraiment à supprimer si vous êtes sujets aux palpitations.

Apprenez la respiration abdominale avec un sophrologue, un professeur de yoga ou de chant ; c'est souverain pour apaiser durablement le cœur en assouplissant le diaphragme.

Consommez des aliments végétaux, frais, riches en minéraux (fruits secs comme abricots ou bananes mais aussi une ou deux noix – pas plus – par jour).

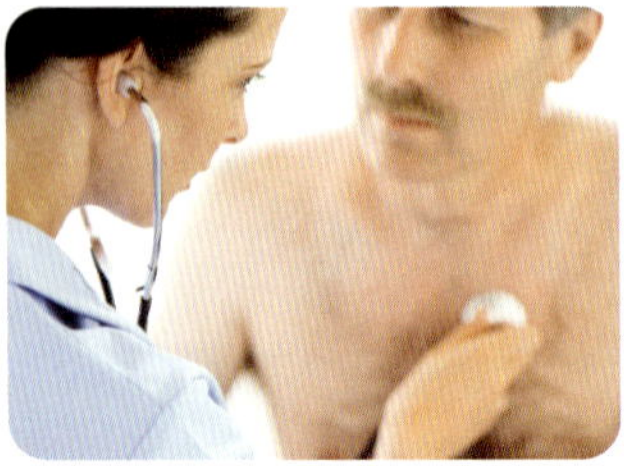

boissons au cola) n'est valable que si la consommation est excessive. On peut toutefois faire appel à des médicaments appelés anti-arythmiques.

L'AUBÉPINE
Nom latin: *Crataegus oxyacantha*
Famille des Rosacées

Petit arbre très répandu en Europe, particulièrement dans les haies et sur les chemins, très épineux à petites fleurs blanches et aux baies rouges.
L'aubépine agit sur le muscle cardiaque en augmentant la circulation dans les artères coronaires (et dans les artères du corps en général) par une action antispasme.
Elle ralentit et apaise le rythme cardiaque.
Elle a une action antispasmodique sur tout le corps.
Elle a une action sédative et anxiolytique sur le système nerveux.

Soigner la tachycardie par les plantes

Dans les tachycardies et extra systoles d'origine nerveuse et après visite chez le cardiologue, les plantes bénéfiques sont l'aubépine, la passiflore mais aussi l'olivier et la valériane.
L'aubépine est la plante reine puisqu'elle agit sur toutes les composantes de cette tachycardie: le cœur lui-même, le rythme des contractions et le système nerveux central.
La passiflore détend le système nerveux surtout en cas de spasmophilie.
L'olivier est la plante idéale pour les palpitations chez ceux qui ont tendance à l'hypertension artérielle et au cholestérol.
La valériane convient surtout s'il y a des palpitations la nuit avec de l'insomnie.

VOTRE ORDONNANCE PHYTO

1 gélule d'aubépine matin, midi et soir, par cures de trois semaines, à renouveler 2 ou 3 fois dans l'année.

2 gélules de valériane le soir en cas d'insomnie associée.

2 gélules de passiflore à midi + 1 gélule de prêle en cas de palpitations avec spasmophilie.

La tendinite est l'inflammation d'un tendon.

TENDINITE

Les tendons sont constitués de fibres élastiques et permettent aux muscles de s'insérer sur les os. S'il n'y avait pas de tendons, comment nos muscles pourraient-ils faire bouger nos os et nos articulations ? Impossible.

Si nous sollicitons trop nos muscles et notre squelette, c'est leur jonction tendineuse qui risque d'en faire les frais car c'est la partie la plus fragile, le maillon faible du mouvement musculo-osseux. Il peut y avoir, au maximum, déchirure voire rupture qui nécessite une intervention chirurgicale. La plupart du temps, le tendon s'enflamme et rend le mouvement douloureux, c'est la tendinite. Cette tendinite peut aussi être provoquée par d'autres causes que le surmenage musculaire ; il faut penser aux effets secondaires de certains médicaments, antibiotiques par exemple.

La tendinite empêche le déroulement normal du geste car dès que le muscle se contracte, il tire automatiquement sur les fibres du tendon. Étant accrochées à l'os, celles-ci se trouvent distendues et envoient un message douloureux. Toute activité sportive performante est alors impossible et on comprend que la tendinite qui paraît au premier abord une maladie bien banale et bien bénigne soit la bête noire des sportifs de haut niveau.

Traitement classique

Le traitement traditionnel est assez limité et associe au repos musculaire le plus complet possible, des anti-inflammatoires, parfois même de la cortisone par

Phytothérapie et dopage

La prêle, le lamier ne posent pas de problèmes de contrôle positif antidopage. Il n'en est pas de même de toutes les plantes. Citons l'éphédra, rigoureusement interdite en compétition car elle donne la même réaction qu'après avoir pris des amphétamines.

voie orale. Localement les crèmes et pommades ont un effet bien illusoire car le tendon est loin de la peau et séparé par des fascias (membranes). La mésothérapie est active et non toxique car elle utilise des doses modérées de médicaments. Parfois des infiltrations de cortisone dans le tendon lui-même permettent de réduire l'inflammation chez les sportifs en particulier qui supportent mal de devoir s'arrêter.

LE LAMIER BLANC
Nom latin: *Lamium album* - Famille des Labiées

Le lamier est aussi appelé ortie blanche, mais il ne pique pas. Il n'a rien à voir avec l'ortie *dioica* urticante. Mais nous avons peut-être joué jadis à ôter les fleurs blanches de cette plante et à faire croire à nos camarades que nous tenions une véritable ortie? Le lamier blanc pousse le long des haies et des chemins.
Il aide efficacement à éliminer tous les toxiques qui gênent les tissus élastiques et prévient l'apparition des tendinites mais aussi des crampes.
Il est également efficace en cas de poussée de rhumatisme surtout chez les bons vivants qui ont un acide urique élevé qu'il aide à éliminer.

Éliminez les toxines

Les tendinites surviennent plus volontiers dès que l'organisme élimine mal ses toxines, lesquelles s'accumulent en particulier dans les fibres élastiques. Une hydratation abondante est nécessaire avec une eau de bonne qualité. Certains fruits stimulent l'élimination des toxines. Le cassis a cette caractéristique et on pourra consommer du jus ou des sirops de bonne qualité biologique. En oligo-élément, le sélénium en cure d'un mois par trimestre aidera à éliminer les métaux lourds qui encrassent le corps et favorisent les tendinites.

Soigner la tendinite par les plantes

La phytothérapie possède des outils très fiables en matière de tendinite. **L'harpagophytum** ou griffe du diable est un grand anti-inflammatoire végétal qui contient des principes actifs très proches de la cortisone. L'euphorbe (variété *pilulifera* uniquement, seule à être non toxique) est un grand antalgique végétal et permettra de supporter la douleur en cas d'effort inévitable. **La prêle** aura une action à plus long terme et en prévention lors de tendinites à répétition. Enfin **l'ortie** blanche (ou lamier blanc) est une plante reine contre les tendinites et également en prévention.

VOTRE ORDONNANCE PHYTO

Pour une poussée de tendinite, prenez 1 gélule d'harpagophytum trois fois par jour avec 20 gouttes de teinture mère d'*Euphorbia pilulifera* matin et soir.

Un traitement de fond est nécessaire si les tendinites sont répétées: 1 gélule de lamier blanc 3 fois par jour avec 1 gélule de prêle matin et soir; trois semaines par mois durant la saison d'entraînement ou au long cours.

La thyroïde est une petite glande qui se trouve dans la partie antérieure du cou, juste derrière le cartilage qui bouge lorsque nous déglutissons et qui a reçu le nom de pomme d'Adam.

THYROÏDE (HYPO, HYPERTHYROÏDIE)

C'est une glande particulièrement importante puisqu'on pourrait résumer ses multiples actions en une seule : la régulation de l'énergie dans tout l'organisme. Si la thyroïde ne fonctionne pas assez, nous devenons lents physiquement et psychiquement, constipés et frileux ; notre poids augmente de même que notre cholestérol ; nos cheveux et nos poils tombent. Si notre thyroïde fonctionne trop, nous maigrissons à vue d'œil et devenons nerveux ; nous avons des palpitations et sommes couverts de sueurs ; notre transit intestinal s'accélère et nous avons toujours chaud. Mais le fonctionnement de la thyroïde concerne aussi des fonctions vitales sans que cela soit visible tout de suite. Que la thyroïde fonctionne trop ou pas assez, il est essentiel de ne jamais négliger les choses.

Les maladies de la thyroïde sont devenues plus fréquentes depuis quelques années. La pollution, et en particulier la pollution nucléaire ont été suspectées, en particulier celle engendrée par la centrale de Tchernobyl.
Si nous mettons le cancer à part (heureusement peu fréquent), ce sont les kystes et nodules qui sont les plus répandus, ainsi que les thyroïdites et la maladie de Basedow. Dans toutes ces affections, la thyroïde peut ne pas être affectée dans sa sécrétion d'hormones ou au contraire fonctionner en hyper ou en hypo.

Traitement classique

Les traitements sont différents selon que la thyroïde fonctionne trop ou pas assez. Dans l'hypothyroïdie, on donne plutôt des

Apprenez à respirer

La thyroïde est une glande clé de l'organisme. Elle est au carrefour des grands échanges d'énergie du corps. Toutes les techniques respiratoires, le Taï chi chuan, le Qi Gong, la sophrologie ont une action très positive sur la régulation des glandes et la thyroïde en particulier.

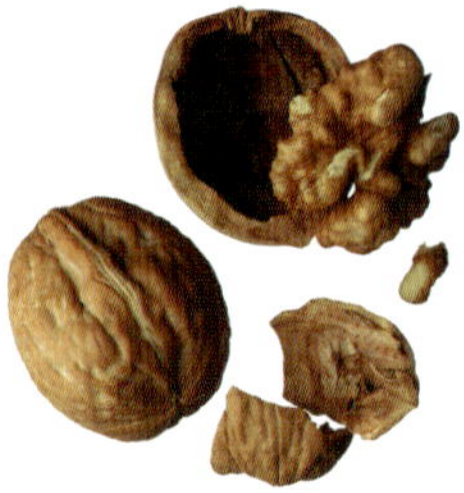

hormones thyroïdiennes de substitution alors que dans l'hyperthyroïdie, ce sont les antithyroïdiens qui sont indiqués. Dans les thyroïdites, il est habituel de donner des hormones thyroïdiennes pour que la glande cesse de les fabriquer et se « repose ».

Soigner la thyroïde par les plantes

La phytothérapie ne doit pas vous permettre de vous soigner seul. De telles maladies nécessitent un suivi médical. Un médecin phytothérapeute est à même de savoir ce qui est bon pour vous et s'il est possible de vous soigner uniquement avec des plantes. Mais vous pouvez, avec l'accord de votre médecin traitant ou de votre endocrinologue, associer quelques plantes au traitement classique.

LE NOYER
Nom latin : *Juglans regia*
Famille des Juglandacées

Le noyer est un arbre chargé de légende. On a longtemps attribué ses propriétés à la ressemblance de sa noix avec un crâne humain : coque dure contenant deux hémisphères (cerneaux), frisés comme les circonvolutions du cerveau de l'homme.
Parmi ses multiples actions, l'action tonifiante sur les muscles et la régulation des glandes endocrines sont les plus connues. Plus récemment, la présence d'acides gras essentiels dans la noix ont placé le fruit et son huile au centre de tous les régimes « anti-âge » ou « anticancer ».

Le noyer est la plante qui régularise le fonctionnement de toutes les glandes du corps. Il est bénéfique pour la thyroïde comme pour le pancréas, le foie ou les surrénales.
Le cassis est une plante de nettoyage du corps, qui stimule l'hypophyse et les surrénales, ce qui aidera la thyroïde à faire son travail.
Le fucus et **la laminaire** sont deux algues assez riches en iode. Il n'est pas question de les prendre sans l'accord du médecin. Cet apport de faibles quantités d'iode sous forme naturelle peut dans certains cas avoir une action positive.

VOTRE ORDONNANCE PHYTO

On peut sans danger associer à son traitement classique, 1 gélule de cassis matin, midi et soir, 20 jours par mois. On y associera le noyer en teinture mère : *Juglans regia* TM, 50 gouttes par jour.

TRANSPIRATION

La transpiration est l'excrétion d'un liquide particulier (la sueur) par les glandes sudoripares de la peau.

La nature a prévu ce phénomène pour nous aider à réguler notre température interne.

Contrairement aux animaux à sang froid comme les serpents qui suivent le climat (ils sont vifs et agressifs en été et endormis par le froid de l'hiver), l'être humain a une température constante de 37 °C qui lui permet de ne pas dépendre du climat. Lorsque la température du corps a tendance à monter, il faut donc que le corps puisse éliminer un peu de chaleur. C'est la transpiration qui joue ce rôle, ou plus exactement l'évaporation de la sueur à la surface de la peau. Cette évaporation nécessite une quantité d'énergie qui correspond à de la chaleur éliminée. Il suffit de lécher le dos de sa main et de remuer celle-ci pour percevoir la sensation de froid que cela entraîne. C'est le principe de la gargoulette, cruche d'argile poreuse qui laisse suinter un peu d'eau qui rafraîchit le récipient en s'évaporant.
La transpiration excessive est un phénomène gênant car il entraîne une sensation de moiteur générale aussi bien que localisée aux mains ou aux pieds, ou encore aux aisselles, dos, fesses et tête. La moiteur des mains est très gênante socialement, mais les transpirations profuses du visage sont aussi gênantes. Parfois encore, c'est l'odeur très forte de la sueur qui gêne terriblement ceux qui ont une transpiration excessive.
Deux facteurs influent sur la sueur : la tendance innée et génétique d'une part mais c'est surtout le stress et la timidité un peu maladive.

Traitement classique

Il y a peu de médicaments classiques actifs contre les sueurs excessives et cela n'est d'ailleurs pas toujours, hélas, considéré comme un motif sérieux de consultation. Pourtant les gens atteints en souffrent. Les bêta-bloquants ont une action sur le stress et donc les sueurs.

Ni ail, ni oignon !

La sueur excessive ou nauséabonde est franchement aggravée par toutes les plantes de la famille des alliacées. En font partie l'ail bien sûr, mais aussi les oignons, échalotes et le poireau. D'ailleurs ne compare-t-on pas l'odeur de la sueur à celle de la soupe de poireau ? Au contraire, les fruits frais et les plantes anisés (fenouil, anis, badiane, céleri) sont bénéfiques.

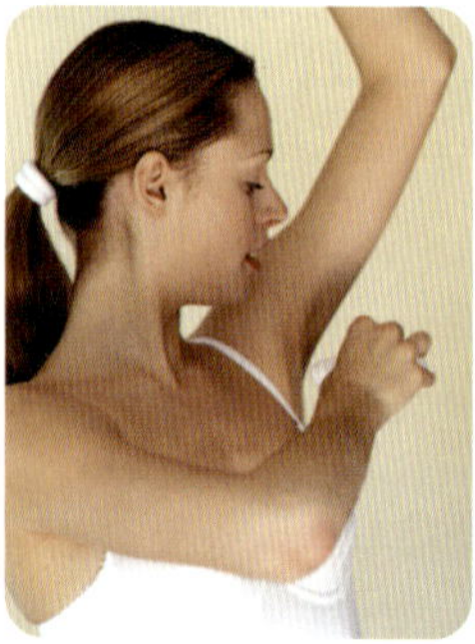

LA BOURRACHE
Nom latin: *Borago officinalis*
Famille des Boraginacées

La bourrache est une plante très bénéfique pour la peau en général et pour les sueurs en particulier. C'est surtout l'huile obtenue à partir de la plante qui a une très bonne action. Mais on peut aussi faire des décoctions à partir des graines.
L'huile de bourrache contient des acides gras essentiels irremplaçables et rares comme l'acide gamma linolénique.
Elle a une action de réparation de toutes les membranes cellulaires, mais au niveau de la peau, elle prévient et répare les rides liées au vieillissement de même qu'elle régule la sueur, évitant dessèchement cutané ou macération excessive.

Soigner la transpiration par les plantes

En phytothérapie, il y a plus de possibilités. C'est surtout **la sauge** qui est la plante idéale contre la sueur abondante. **La prêle** agit aussi surtout sur les sueurs nocturnes. Au contraire ceux qui trouvent ne pas transpirer assez pourront consommer framboise et navet.

Pour la transpiration fétide ou nauséabonde, le cassis, les baies de genièvre et **la bourrache** seront d'un grand secours, mais aussi la prêle, les feuilles de frêne et les stigmates (ou cheveux) de maïs.

VOTRE ORDONNANCE PHYTO

1 gélule matin, midi et soir de sauge pour les transpirations excessives, auxquelles on peut ajouter 1 gélule de prêle le soir pour les sueurs nocturnes.

Les mauvaises odeurs seront combattues avec 1 gélule matin et soir d'huile de bourrache. On pourra y adjoindre en gélules ou en tisane cassis et baies de genièvre (2 tasses ou 1 gélule de chaque matin et soir).

Réunir dans un même chapitre ces deux symptômes bien différents a de quoi surprendre. Pourtant ils sont parfois concomitants.

TREMBLEMENTS VERTIGES

Leurs origines se situent à l'intérieur du crâne mais dans des lieux différents et avec des mécanismes différents.

Les tremblements peuvent venir du cervelet lorsqu'ils apparaissent lors d'un mouvement (comme par exemple pour verser un liquide dans un verre). Ils peuvent venir des noyaux gris à l'intérieur du cerveau (maladie de Parkinson) lorsque les tremblements existent au repos et se calment durant le mouvement.

Les vertiges viennent principalement de l'oreille interne qui est l'organe de l'équilibre. C'est à ce niveau que se situent les fameux canaux hémicirculaires qui orientent notre sens de l'équilibre selon les trois directions de l'espace. À l'intérieur de ces canaux, de petites particules en suspension qui bougent avec les mouvements de la tête renseignent le cerveau sur notre position dans l'espace. Parfois la cause des vertiges se trouve à l'intérieur même du cerveau.

Mais en dehors de ces cas, il est certaines circonstances ou tremblements et vertiges surviennent en même temps et pour des causes semblables. L'anxiété et l'agoraphobie peuvent provoquer à la fois vertiges et tremblements. En présence de public, dans une situation angoissante, au-dessus du vide comme sur un pont par exemple, au milieu d'une place etc., l'anxiété va se manifester par l'apparition de sueurs et de tremblements accompagnés de vertiges.

Un bon moyen de prévenir les vertiges

Les vertiges sont souvent dus à la sclérose des oreilles internes et au blocage des petits capteurs. Une bonne prévention consiste à se trouver la tête à l'envers régulièrement !

La piscine, en nageant sous l'eau, permet de le faire de façon douce et sans danger. La gym douce est un autre moyen.

Le piano, les travaux manuels sont un bon moyen de prévenir les tremblements dès lors qu'ils obligent à exécuter des gestes fins de façon répétée.

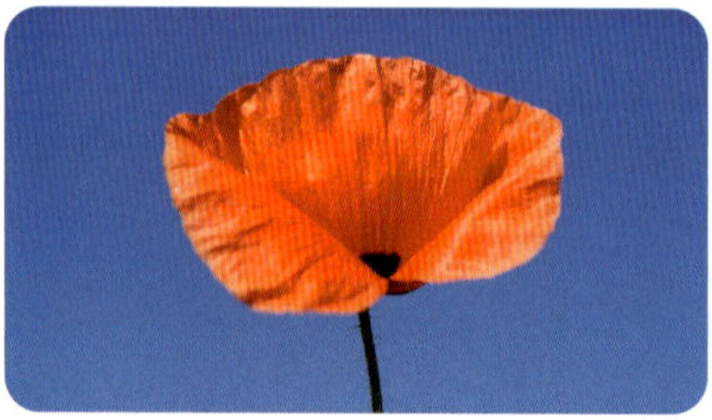

LE COQUELICOT
Nom latin : *Papaver rhoeas*
Famille des Papavéracées

Le coquelicot est une variété de pavot au même titre que l'escholtzia et le pavot dont on tire l'opium.
Cette jolie plante rouge illumine les champs de blé, surtout dans les filières d'agriculture « bio » ou raisonnée.
On la trouve aussi sur les chemins.
Il contient des alcaloïdes qui ne donnent pas d'accoutumance. Le coquelicot a une action très douce (contrairement au pavot de l'opium) et sans danger sur les problèmes liés à l'émotivité, l'anxiété, l'insomnie. Le coquelicot a une bonne action sur les tremblements. Enfin il calme la toux et beaucoup de maux de gorge.

Traitement classique

Les médicaments classiques qui agissent sur les vertiges visent à stimuler la circulation sanguine dans les oreilles internes. Ceux qui agissent contre les tremblements (hors Parkinson ou maladies graves), en revanche ont une action sur le système nerveux, soit en abaissant l'anxiété (anxiolytiques) soit directement sur les tremblements. Ils ont quelques inconvénients et pour certains un risque de dépendance.

Soigner tremblements et vertiges par les plantes

Plusieurs plantes agissent sur les vertiges. On peut citer principalement **le ginkgo biloba** qui est la grande plante circulatoire du cerveau vieillissant mais aussi des oreilles internes (actif aussi sur les bourdonnements). **La mélisse** a une action plus nerveuse sur les vertiges (vertiges de Menière en particulier). **L'aubépine** a une action mixte sur la circulation et la nervosité.
Les plantes des tremblements seront l'aubépine toujours, mais aussi le coquelicot (qui aide à dormir), l'avoine et le lotier.

VOTRE ORDONNANCE PHYTO

Vertiges d'origine circulatoire au-delà de cinquante ans : prendre 3 fois par jour 1 gélule de ginkgo biloba et 1 gélule d'aubépine.

Vertiges de Menière et du sujet plus jeune : 3 gélules par jour de mélisse et d'aubépine. 1 gélule matin et soir de passiflore en cas d'émotivité vraiment importante.

Tremblements (après avoir vu son médecin) : 1 gélule matin, midi et soir d'aubépine et de coquelicot. On pourra y ajouter 50 gouttes matin et soir de teinture mère de lotier *(Lotus corniculatus)*.

TRIGLYCÉRIDES

Les triglycérides sont des graisses particulières qui circulent dans notre sang. On les appelle ainsi car elles sont constituées de trois acides gras associés à une molécule de glycérol et une molécule de choline.

Les triglycérides sont absorbés dans l'intestin grêle et proviennent de notre alimentation. Mais ils ne proviennent pas des graisses, contrairement au cholestérol. C'est l'alcool et l'ensemble des sucres (lents et rapides) qui en sont à l'origine.

En général, ils ne sont pas dangereux pour nos artères sauf dans certains cas bien particuliers. Ils sont dangereux pour notre pancréas et la pancréatite aiguë est la complication majeure de l'hypertriglycéridémie (rare heureusement et pour des taux très élevés).

Ils sont aussi à l'origine de désagréments au quotidien que sont des malaises après le repas avec syncope et vomissements. Un certain nombre de malaises dits « vagaux » sont dus à des triglycérides élevés.

Les causes sont surtout alimentaires, mais il existe une prédisposition génétique et des familles à triglycérides. Le régime alimentaire trop riche en sucre ou en féculents peut être en cause, mais c'est surtout la consommation d'alcool qui fera monter les chiffres. Il faut savoir qu'une consommation régulière et modérée est bien préférable à des « beuveries » occasionnelles qui feront monter les chiffres très haut.

Traitement classique

En général, on ne donne pas de traitement médicamenteux lorsque les triglycérides sont élevés et on se cantonne au régime alimentaire qui doit exclure le plus possible l'alcool sous toutes ses

Surveillez votre ligne

Il est bien rare d'avoir des triglycérides et de peser un poids normal (contrairement au cholestérol). Perdre quelques kilos par un régime approprié (encore!) sera bénéfique tout autant qu'un bon exercice physique. La marche est toujours préférable au jogging si on dépasse son poids théorique de plus de 10 % **(lire page 105).**

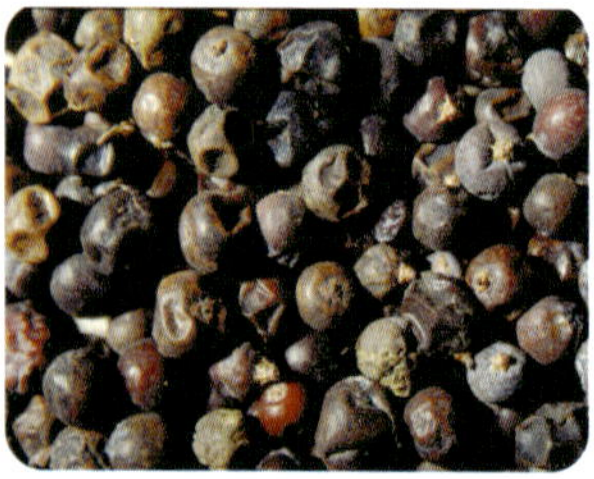

LE GENÉVRIER
Nom latin : *Juniperus communis*
Famille des Cupressinées

Ce sont les baies qui sont utilisées en cuisine, dans la choucroute par exemple et qui donnent une huile essentielle très dépurative.
Utilisé en gélules ou en teinture mère, c'est un puissant ami de la cellule hépatique. Son action sera efficace dans les troubles des lipides (triglycérides, cholestérol) mais aussi dans les hépatites virales ou médicamenteuses.

formes et réduire le sucre le plus possible. Dans de rares cas, on peut donner des médicaments, proches de ceux qui font baisser le cholestérol.

Faire baisser les triglycérides par les plantes

En phytothérapie, même si le régime reste le centre du problème, on peut aider grandement l'organisme à mieux gérer les triglycérides. **Le genévrier** et **le romarin** sont deux plantes extrêmement bénéfiques par leur action sur le foie. En particulier la tolérance à des quantités modérées et raisonnables d'alcool s'en trouvera améliorée.
Même s'il ne s'agit pas d'une plante, on trouve dans le commerce **des gélules d'huiles de poisson.** Ces huiles ont une action très bénéfique sur l'équilibre des triglycérides comme sur celui du cholestérol.

VOTRE ORDONNANCE PHYTO

Faites très correctement votre régime et prenez 1 gélule matin, midi et soir d'huiles de poisson. Ajoutez à cela, des cures de quinze jours de genévrier à 2 gélules par jour suivis de quinze jours de romarin à la même dose.

L'urticaire est une manifestation de la peau assez commune qui se caractérise par une papule d'œdème rose ou rouge.

URTICAIRE

Cette surélévation de la peau donne un aspect d'archipel de carte de géographie assez reconnaissable. On le sent aussi en glissant le doigt sur la peau. Ces papules peuvent avoir la taille d'un grain de riz ou au contraire être beaucoup plus larges, en placards. L'urticaire s'accompagne de démangeaisons (prurit) plus ou moins importantes comme la sensation d'avoir été piqué par des orties ou un insecte.

L'urticaire résulte d'un mécanisme allergique. Si les symptômes durent plus de deux mois, il s'agit alors d'une urticaire chronique, maladie à part entière qui nécessite des investigations complètes. Les causes allergiques de ces urticaires sont multiples. Bien souvent ce sont des aliments qui sont en cause : fruits rouges, coquillages, poissons, agrumes, œufs etc., mais il peut s'agir aussi de médicaments.

Le thon est un cas particulier. Riche en histamine (substance que le corps fabrique en cas d'allergie et qui produit les effets de l'urticaire), le thon peut donner de l'urticaire aux personnes sensibles, sans qu'il y ait eu allergie.
Le dermographisme est un urticaire particulier. C'est le frottement de la peau par l'ongle ou toute autre pointe qui entraîne la réaction allergique d'urticaire. Le soleil, le froid peuvent aussi être des déclencheurs.

Attention aux additifs alimentaires !

Parmi les allergènes possibles responsables des urticaires, un grand nombre est constitué de produits chimiques servant d'additifs aux aliments soit comme colorant, soit comme agent de texture ou conservateur. Beaucoup d'urticaires sont ainsi liées à la malbouffe, si on y rajoute tous les additifs utilisés pour l'alimentation ou la culture des fruits et légumes. On tirera grand bénéfice à manger les aliments les plus simples, non traités et les moins manufacturés possible. On mangera des plats faits « maison » autant que possible, et à partir d'ingrédients frais et de bonne qualité biologique plutôt que des préparations toutes prêtes et précuisinées.

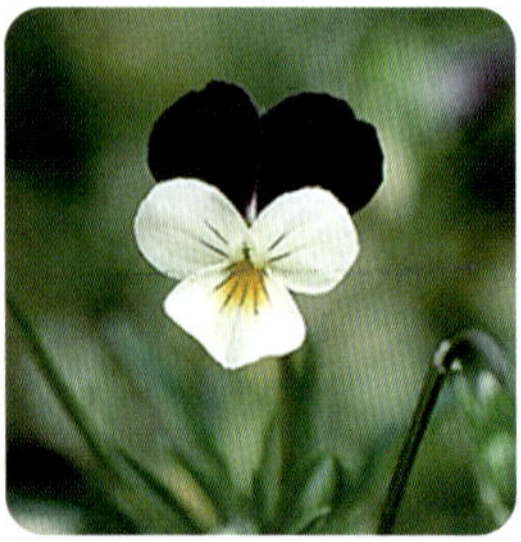

LA PENSÉE SAUVAGE
Nom latin : *Viola tricolor*
Famille des Violacées

La pensée sauvage se trouve dans tous les terrains vagues laissés à l'abandon. Son nom latin est Viola tricolor car le blanc, le jaune et le bleu composent l'harmonie des petites fleurs. La propriété essentielle est sa grande capacité à détoxifier la peau dans toutes les affections qui l'atteignent. Le plus simple est de la prendre en gélules, mais les tisanes sont traditionnellement efficaces de même que les compresses imbibées d'infusion appliquées localement.

Traitement classique

Les urticaires se traitent de façon classique et quelle que soit leur cause, par des anti-allergiques appelés anti-histaminiques car ils empêchent la libération de l'histamine, responsable des symptômes. La désensibilisation spécifique peut aussi être proposée une fois le ou les allergènes identifiés.

Soigner l'urticaire par les plantes

Beaucoup de plantes sont très actives et leur résultat est assez constant : **le cassis** en tant que grand nettoyeur hépato-rénal et excellent anti-inflammatoire ; **la bardane** qui traite de façon efficace presque tous les problèmes de peau ; **le romarin** actif sur la peau et le foie par action détoxifiante ; **le pissenlit** qui est un excellent draineur du foie, de l'intestin et des voies urinaires. Mais c'est **la pensée sauvage** qui a l'action la plus nette sur les symptômes de l'urticaire ; c'est notre anti-histaminique phytothérapique.

VOTRE ORDONNANCE PHYTO

Si l'urticaire est chronique, faites des cures répétées de pensée sauvage : 1 gélule matin et soir pendant 20 jours par mois.

Si l'urticaire est liée au froid ou au printemps ou à l'été, prenez 3 gélules de pensée sauvage par jour, matin, midi et soir durant les trois ou quatre mois nécessaires.

Durant les mêmes périodes : cassis et pissenlit, 1 gélule de chaque par jour si vous avez tendance à mal éliminer du point de vue urinaire. Romarin, 1 gélule par jour si le foie est fragile et s'engorge facilement. Si la peau est malsaine, facilement couverte de boutons, rajoutez bardane, 1 gélule par jour.

Les varices résultant d'une insuffisance veineuse localisée aux jambes, doivent être traitées et nécessitent des soins particuliers.

VARICES

Les veines en effet, sont destinées à ramener un sang « noir » chargé de gaz carbonique vers le cœur et les poumons pour qu'il s'oxygène. La paroi des veines n'est pas contractile comme celle des artères. Elle forme des valvules, sorte de clapets qui empêchent le sang de redescendre. Lorsque ces valvules sont défaillantes, peu à peu les veines des jambes se dilatent, formant varicosité et varices. Les deux complications majeures des varices sont : la phlébite qui implique un traitement médical d'urgence et l'ulcère variqueux.

Traitement classique

Les veines les plus abîmées sont sclérosées. En cas de varices irrécupérables, la chirurgie est conseillée.

Soigner les varices par les plantes

Dans le traitement phytothérapique des varices, nous utiliserons **l'hamamélis,** l'hydrastis, la pivoine, le ratanhia, le cassis et le fragon.

Le petit houx ou fragon épineux est un arbrisseau vivace toujours vert, aux feuilles piquantes. Il est commun en France, surtout dans le Midi et l'Ouest. Sa racine contient des saponosides stéroïdiques à action vasoconstrictrice,

Conseils hygiéno-ditétiques

Mêmes conseils que pour l'insuffisance veineuse **(lire page 75).** Ne pas hésiter à porter une contention surtout dans les déplacements en voiture ou en avion. Ne pas rester assis trop longtemps, se dégourdir régulièrement les jambes toutes les heures.

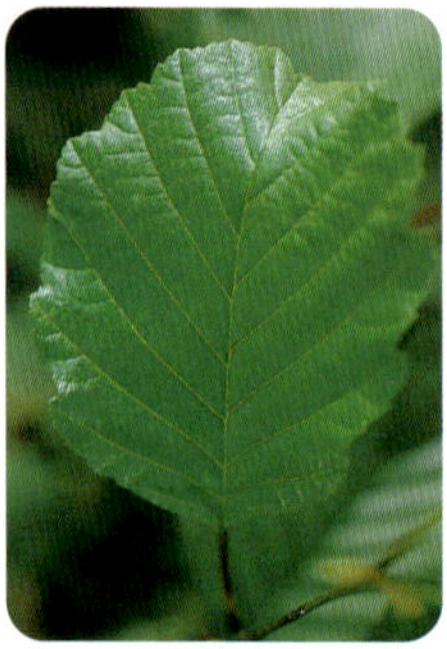

anti-inflammatoire, anti-œdémateuse et du rutoside qui augmente la résistance des capillaires veineux.
L'action veinotonique est d'autant plus énergique que le fragon a une activité alpha-adrénergique. C'est un remarquable tonique des parois veineuses.

Pour en savoir plus : Dr Michèle Cazaubon : *Programme jambes légères*. Alpen Éditions, Monaco, 2003.

L'HAMAMÉLIS
Nom latin : *Hamamelis virginiana*
Famille des Hamamélidacées

L'hamamélis est originaire du Canada et de l'Est des États-Unis. Cet arbrisseau valorisé par les chamans indiens porte le nom de « Witch Hazel » ou noisetier des sorcières du fait de sa ressemblance avec notre noisetier.
Ses feuilles contiennent des flavonoïdes et des tanins galliques astringents.
Les premiers par leur activité vitaminique augmentent la résistance des capillaires ; les seconds sont veinotoniques et vaso-constricteurs. De plus, c'est un des antioxydants les plus efficaces grâce à un sucre particulier, l'hamariélose.
On l'utilisera pour traiter jambes lourdes, varices, hémorroïdes et couperose.

Prenez des compléments de vitamine E

Les varices sont 5 à 10 fois plus fréquentes dans les pays industrialisés où la carence en vitamine E est courante, que dans les pays du tiers-monde. Un apport complémentaire en vitamine E paraît tout à fait indiqué en cas d'insuffisance veineuse. Demandez à votre pharmacien de la vitamine E naturelle.

VOTRE ORDONNANCE PHYTO

20 jours par mois, prendre 2 gélules de fragon à midi et 2 gélules d'hamamélis au dîner.

Masser les jambes soir et matin avec cette crème :

– *Hamamelis* TM	**10 g**	**à mélanger**
– *Ruscus* TM	**10 g**	
– *Harpagophytum* TM	**10 g**	
– Excipient non gras transcutané	**qsp 100 g**	

La vésicule biliaire est un petit viscère en forme de poche ou de petite poire située juste sous le foie, sous le rebord des côtes, du côté droit.

VÉSICULE BILIAIRE
(CALCULS)

Cette poche sert à stocker la bile qui est fabriquée par le foie. La bile est avant tout un suc digestif qui permet la digestion des graisses et des protéines. Mais son rôle est important aussi dans le cycle du cholestérol.

Le foie fabrique la bile en permanence et celle-ci s'écoule par le canal cholédoque jusque dans la vésicule biliaire où elle est stockée. Lorsque le repas arrive, après la digestion gastrique, dans le duodénum, la bile est libérée par des contractions de la vésicule biliaire.
Si sa composition en ses divers constituants est déséquilibrée, la bile peut parfois se solidifier comme une boue argileuse qui se figerait. Il se forme alors de minuscules cailloux. On les appelle des calculs (mot qui a la même étymologie que calcaire). Et même les forts en math n'y échappent pas !

Si le calcul est volumineux ou s'il y en a plusieurs, cela peut coincer au collet de la vésicule et empêcher la bile de s'écouler. La vésicule se contracte tout de même mais pousse contre un obstacle et cela fait très mal. C'est la colique hépatique. Une simple échographie mettra bien en évidence ces calculs (on dit aussi lithiase).
Mais la vésicule peut être aussi tout simplement fainéante, sécrétant mal sa bile, sans qu'il y ait pour autant de calculs. La digestion est alors lente, particulièrement pour les graisses.

Ne vous faites pas de bile !

L'attitude mentale détermine le fonctionnement de nos organes et on retrouve dans les expressions de la sagesse populaire des pistes pour une vie plus harmonique. Pour soigner sa vésicule, on évitera donc de se « faire de la bile ». Derrière le simple jeu de mot se cache toute la puissance maladive des colères rentrées, mal exprimées. Tout le non-dit que cette petite vésicule peut « somatiser » jusqu'à faire des calculs..., là où il y avait des projets contrecarrés.

Traitement classique

Un bon nombre de médicaments stimulent la sécrétion de bile et régularisent la vésicule biliaire pour les troubles mineurs. Il faut préciser que bon nombre d'entre eux se présentent comme un médicament chimique classique et sont en réalité exclusivement à base de plantes. Des médicaments existent qui visent à faire fondre les calculs, mais leur utilisation est délicate et doit se faire sous surveillance étroite.

Le traitement le plus classique des lithiases biliaires reste la cholécystectomie, c'est-à-dire l'ablation de la vésicule par chirurgie.

L'ARTICHAUT
Nom latin : *Cynara scomilus*
Famille des Astercées

L'artichaut est une plante de la famille des composées et cousine du cardon. On connaît cette plante par ses bractées (fleurs) que l'on consomme traditionnellement en cuisine. La partie utilisée pour ses vertus thérapeutiques est la feuille (la feuille large de la plante à ne pas confondre avec ce qu'on appelle les feuilles et que l'on trempe dans la vinaigrette !). L'action principale de l'artichaut est d'être cholérétique, c'est-à-dire de stimuler la fabrication de la bile par les cellules du foie, et de stimuler la vidange de la bile par la vésicule biliaire. En outre l'artichaut protège les cellules hépatiques des agressions toxiques. La bile ainsi mieux vidangée apaise la vésicule et améliore le transit intestinal.

Soigner la vésicule biliaire par les plantes

Beaucoup de plantes sont bonnes pour le foie et la sécrétion biliaire de même que pour la vésicule.

Le boldo stimule la cellule hépatique et donne une bile de bonne qualité ; d'autre part le boldo nettoie l'intestin et combat la constipation. **La fumeterre** stimule la vésicule et l'aide à se contracter au moment de la digestion. **Le chardon-Marie** draine aussi bien la vésicule que le pancréas et l'intestin grêle. **L'artichaut** a une action globale sur le foie, la vésicule en régularisant la qualité de la bile et en prévenant la survenue des calculs. L'artichaut draine aussi le côlon et améliore le transit.

VOTRE ORDONNANCE PHYTO

Pour les vésicules fainéantes qui digèrent mal les graisses :
1 gélule de boldo et 1 d'artichaut matin, midi et soir ; ajoutez 1 gélule de fumeterre le midi.

En cas de calculs dans la vésicule (après avis du médecin) :
1 gélule matin, midi et soir d'artichaut et une autre de chardon-Marie, par cures prolongées de 20 jours par mois.

VIEILLISSEMENT

Vieillir, c'est le plus grand scandale de toute l'existence et pourtant, à ce qu'il semble, une absolue nécessité biologique. « Mignonne, allons voir si la rose... », mais la rose toujours se flétrit et se fane, c'est sans appel.

Pourquoi vieillissons-nous ? Sans entrer dans la grande philosophie, il nous faut tout de même faire la différence au niveau biologique entre « vieillir » et « mourir ». Si mourir pour un individu est hautement nécessaire à la survie de l'espèce (sans cela il n'y aurait aucune évolution donc aucune adaptation), on peut se demander pourquoi vieillir ?

Le vieillissement résulte de trois processus principaux :

– Il est programmé génétiquement, de façon globale sûrement au niveau d'un de nos chromosomes ; d'autre part on sait qu'une même cellule ne peut se multiplier à l'infini. Elle possède une limite au-delà de laquelle elle ne pourra plus se diviser pour remplacer les cellules mortes.

– Il est programmé par notre horloge biologique ; cette horloge se situe dans le diencéphale, une partie de notre cerveau qui par exemple déclenche le moment venu, la ménopause. Cela sous-tend-il la possibilité de retarder le vieillissement par la pensée positive ?

– Il résulte d'une accumulation d'erreurs au niveau de la cellule. Les cellules et leurs membranes sont agressées en permanence en particulier par les radicaux libres. À partir d'un certain nombre d'erreurs, on passerait un seuil de « catastrophe » et la cellule mourrait, rendant le tissu atteint plus sclérosé, moins souple. À l'échelle du corps tout entier, tout devient moins fluide, plus raide, moins réactif et plus du tout « adaptatif »... c'est la vieillesse !

C'est probablement sur ce dernier élément que nous pouvons le plus agir en combattant les radicaux libres et les dégâts cellulaires par une alimentation et des plantes antioxydantes.

Ne vous endormez pas sur vos lauriers !

Le cerveau est un organe qui s'use si on ne s'en sert pas. Et c'est la même chose pour le corps. La meilleure prévention du vieillissement passe par une activité physique douce et régulière, et par le maintien d'une activité intellectuelle soutenue. Depuis les simples mots fléchés jusqu'aux universités inter âge, tout est bon. Pensez à faire à chaque changement de saison une cure d'oligo-éléments et de micronutriments à visée antioxydante.

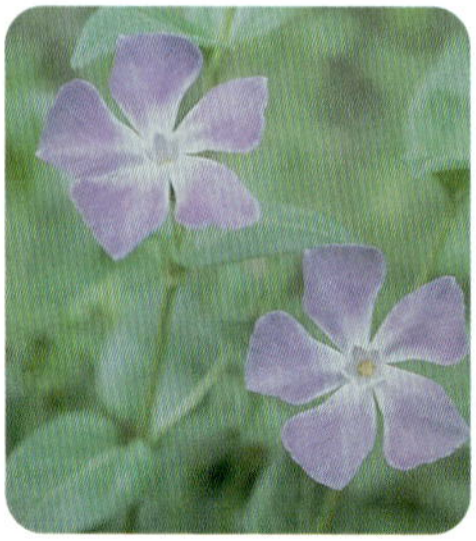

LA PETITE PERVENCHE
Nom latin : *Vinca minor*
Famille des Apocynées

On trouve la petite pervenche dans les sous-bois et elle est reconnaissable à ses fleurs bleues. Elle pousse en larges nappes d'un vert particulièrement brillant. Elle contient une substance, la vincamine qui a longtemps été utilisée comme médicament pour la circulation cérébrale. La plante entière a une action plus profonde et en même temps plus douce sur les vaisseaux du cerveau, sur son oxygénation et sur la protection des neurones contre le vieillissement.

Traitement classique

Il n'y a pas vraiment de traitement classique anti-vieillissement. Les médicaments qui améliorent la circulation sont fréquemment prescrits. Récemment sont apparus des médicaments actifs sur les troubles de la mémoire liés à l'âge ou liés à la maladie d'Alzheimer.

Lutter contre le vieillissement par les plantes

Beaucoup de plantes vont agir contre le vieillissement. **Le ginkgo biloba** a une action circulatoire sur le cerveau, les yeux et les oreilles. Il améliore la mémoire, la vision par irrigation des rétines. Il prévient la sénescence de l'ouïe et agit contre les bourdonnements d'oreille. **Le ginseng** est un tonique très efficace chez les seniors. Il en est de même de **l'éleutherocoque,** autre variété de ginseng plus doux et moins excitant. **L'ail** a une action positive en fluidifiant le sang. Le soja et la lécithine de soja en particulier, empêchent le vieillissement de tous les tissus, en particulier des os. **La petite pervenche** agit sur les artères du cerveau et prévient tous les méfaits de l'âge à ce niveau. Ne dit-on pas que nous avons l'âge de nos artères… cérébrales ?

VOTRE ORDONNANCE PHYTO

La petite pervenche est un anti-vieillissement cérébral qui mérite d'être pris au long cours : 1 gélule matin, midi et soir, 1 semaine sur 2.

On y associera le ginseng pour une bonne forme y compris sexuelle, ou l'éleuthérocoque si l'on souhaite une action plus douce : 1 gélule matin et midi.

L'autre semaine, on prendra ginkgo biloba et lécithine de soja, 1 gélule de chaque matin et soir.

Pensez à faire des cures d'ail (3 gélules par jour) en cas de problèmes circulatoires ou d'hypertension artérielle associés.

L'œil humain est un instrument d'optique hautement perfectionné. Mais comme tout instrument de précision, il est fragile.

YEUX

Si la myopie et l'hypermétropie sont d'origine génétique et ne dépendent pas de l'âge, les années vont venir fragiliser ce merveilleux instrument.

Vers la quarantaine, la vision de près se dégrade et c'est la presbytie. Vingt ans plus tard, c'est le cristallin qui s'opacifie constituant la fameuse cataracte. Cette opacification brouille l'image et en diminue l'intensité ; tout le champ visuel devient flou. Elle peut entraîner une quasi cécité. Si la cataracte peut être traitée chirurgicalement, les médecins sont en revanche démunis face à la dégénérescence maculaire liée à l'âge (DMLA). Cette dégénérescence de la macula crée un « trou » au centre de l'image. Les personnes atteintes conservent une vision périphérique mais elles perdent toute vision centrale, la plus précise, celle qui permet de lire et reconnaître les visages. En vieillissant, la vision crépusculaire s'altère également. Les cônes (petites cellules de la rétine qui font la vision des couleurs) peuvent se dégrader aussi bien que les bâtonnets (vision latérale, noir et blanc et crépusculaire).

Enfin un phénomène très répandu et auquel la médecine n'a pas encore de solution miracle : la résistance à l'éblouissement qui tend à diminuer avec l'âge (et avec l'alimentation de mauvaise qualité).

Traitement classique

Les traitements classiques permettent de pallier beaucoup de maladies des yeux, allergiques ou infectieuses. La chirurgie et le laser ont changé la vie de

Bien manger pour bien voir

Pour bien voir les couleurs, il faut les manger ! Tous les fruits et légumes riches en couleurs sont bons pour les yeux. Tout ce qui est rouge (raisin, donc vin, cerises, betteraves, cassis, etc.), est riche en flavonoïdes qui ont une action bénéfique sur les capillaires.

Tout ce qui est jaune-orangé (carotte, abricots, citrouille, etc.) contient souvent des caroténoïdes qui protègent du cancer et améliorent la vue.

Tout ce qui est bleu ou violet (myrtille, cassis, etc.) contient des tanins et des pigments bénéfiques (anthocyanosides) pour la rétine.

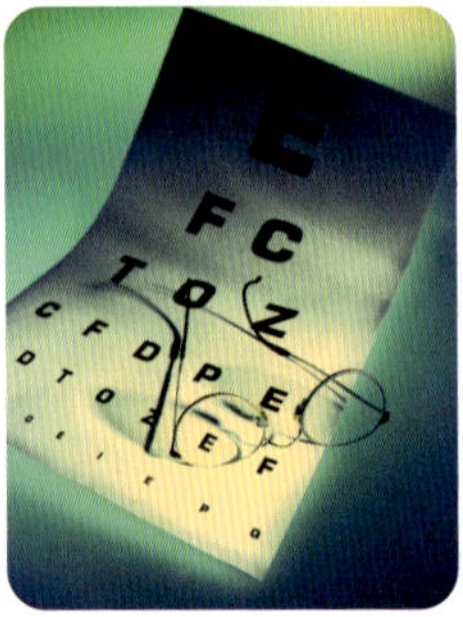

millions de gens pour les problèmes de décollement rétinien, de cataracte, de glaucome. Plus récemment la chirurgie de la myopie s'est révélée efficace pour mettre au rebut lunettes et lentilles.

Soigner les yeux par les plantes

La phytothérapie possède des plantes très bénéfiques pour les rétines et les cristallins. **La carotte** et **la myrtille** ont une action sur tous les paramètres de la vision (surtout nocturne) grâce à leur teneur en vitamines et en bêta-carotène. **Le cassis** détoxifie et agit comme anti-inflammatoire sur les conjonctives et les cristallins. Ces plantes ainsi que les baies de myrtille agissent très bien contre l'éblouissement et la fatigue oculaire des travailleurs sur écran et de ceux qui conduisent la nuit.

LA MYRTILLE
Nom latin : *Vaccinum myrtillus*
Famille des Éricacées

C'est la cousine de l'airelle *(Vaccinium vitis ideae)*. Ce petit arbrisseau est très utilisé en phytothérapie. Les feuilles ont surtout une action sur les veines, les capillaires et ont une action bénéfique sur le diabète non insulino-dépendant. Les baies (celles que l'on consomme en tartes) ont une action surtout intestinale ; elles améliorent les colites et les diarrhées chroniques. Enfin les baies ont une action rétinienne incontestable sur la vision en général et la vision nocturne tout particulièrement.

Pour prévenir la cataracte, protégez-vous du soleil et mangez des épinards !

Après la peau, l'œil est l'organe le plus sensible aux radiations solaires. Fort heureusement, il possède plusieurs lignes de défense contre ces agressions. Parmi ces lignes de défenses, deux caroténoïdes d'origine alimentaire semblent jouer un rôle majeur : la lutéine et la zéaxanthine (principales sources : épinards, citrouille, légumes crucifères). En effet, on les retrouve en grande quantité dans le cristallin et la rétine. Ils sont le bras armé des défenses antioxydantes de l'œil. En atténuant les effets nocifs du soleil, ils pourraient réduire les risques de maladies oculaires liées au vieillissement. Trois études épidémiologiques ont en effet mis en évidence une diminution du risque de cataracte chez les personnes ayant des apports alimentaires élevés de ces caroténoïdes. En s'accumulant dans le cristallin, ils lutteraient plus efficacement contre les radicaux libres et préviendraient la maladie.

VOTRE ORDONNANCE PHYTO

Contre les éblouissements, la fatigue oculaire et la mauvaise vision crépusculaire ou nocturne : myrtille et carotte, 1 gélule de chaque matin, midi et soir en cure de 20 jours par mois.

Contre les conjonctives fragiles ou une cataracte un peu opacifiée (en attendant l'intervention) : ajoutez 1 gélule matin et soir de cassis.

ZONA

Le zona est une maladie due au virus de la varicelle. Au lieu de petites vésicules multiples sur tout le corps comme dans la varicelle, le zona se manifeste par des vésicules transparentes disposées en bandes ou lignes.

Comment le zona se contracte-t-il ? Le virus de la varicelle infecte un ganglion nerveux le long de la colonne vertébrale. Ces ganglions ne se voient pas et n'ont rien à voir avec ceux que l'on palpe. Ils contiennent les corps cellulaires de nos neurones sensitifs. Le virus va ensuite suivre le trajet du nerf, donc d'un seul côté, droite ou gauche et donner de multiples vésicules sur tout ce trajet. Il peut y avoir de la fièvre, surtout une bonne fatigue et des douleurs. Ces douleurs constituent le problème essentiel du zona, puisque certains zonas peuvent continuer à faire très mal des années après la guérison des boutons !

Le zona peut se situer au thorax (il suit un nerf sensitif intercostal), à l'abdomen, à la fesse, au membre inférieur, parfois au cou et même sur le visage. Dans ce dernier cas, le zona ophtalmique qui touche le territoire de l'œil est le plus dangereux car il peut entraîner des lésions de la cornée.
Le zona, bien que viral survient toujours dans une période de fatigue ou de stress. Plus rarement il cache une lésion cancéreuse dans le même territoire ; le médecin pourra demander une radio du thorax, une échographie abdominale ou autre.

Conseils hygiéno-diététiques

Appliquez localement un mélange d'huiles essentielles désinfectantes : quelques gouttes d'huiles essentielles de lavande et d'origan mélangées à de la teinture mère de cassis.

Repos et calme sont nécessaires ainsi qu'une bonne liberté intestinale que l'on obtiendra en consommant des fruits et légumes frais et par exemple un verre de jus de carotte à jeun mélangé au jus d'un demi-citron.

Traitement classique

Bien que le zona guérisse spontanément, la plupart du temps, beaucoup de médecins donnent des médicaments antiviraux tels que l'aciclovir. Les complications graves du zona sont peu fréquentes mais existent : atteinte du système nerveux ou atteinte des yeux. Ce sont surtout les séquelles douloureuses de certains zonas, en particulier chez le sujet âgé qui posent problème et qui nécessitent parfois des thérapeutiques lourdes contre la douleur.

Ces douleurs peuvent survenir des années et même des dizaines d'années après l'éruption. Elles peuvent être véritablement invalidantes en entraînant une dépression voire des idées suicidaires. Dans de telles extrémités, il convient de revenir à des solutions efficaces et naturelles. La phytothérapie associée à l'acupuncture donne de remarquables résultats.

LE GÉRANIUM
Nom latin : *Geranium robertianum*
Famille des Géraniacées

Le géranium est une plante intéressante dans les suites douloureuses du zona. Une fois l'éruption passée et surtout si celle-ci a été très fugace, le géranium aura une bonne action en application directe de feuilles et de fleurs fraîches émincées, en compresses sur les régions douloureuses. On pourra mélanger à ces compresses des pensées sauvages et de la lavande. Elles sont à garder toute la nuit et à renouveler plusieurs fois dans la semaine.

Soigner le zona par les plantes

Le traitement en phytothérapie permet à la fois l'action contre les virus avec des plantes telles que **l'échinacée** ou **le cyprès** et le drainage de l'intestin grêle et du foie facilitant les défenses immunitaires avec **le romarin, le thym** et **l'artichaut.**

Mais une plante anti-inflammatoire permet à la fois d'agir sur la douleur en stimulant les défenses immunitaires par relance des glandes surrénales, c'est **le cassis.** En outre il s'agit d'un draineur puissant de tout l'organisme qui détoxifie les organes digestifs et les reins.

VOTRE ORDONNANCE PHYTO

1 gélule de thym et 1 gélule de romarin matin et soir durant 8 jours,
2 gélules d'artichaut à midi durant la même période.

50 gouttes de teinture mère de cassis (*Ribes nigrum* TM) et 50 gouttes d'échinacée (*Echinacea* TM) matin, midi et soir durant 15 jours.

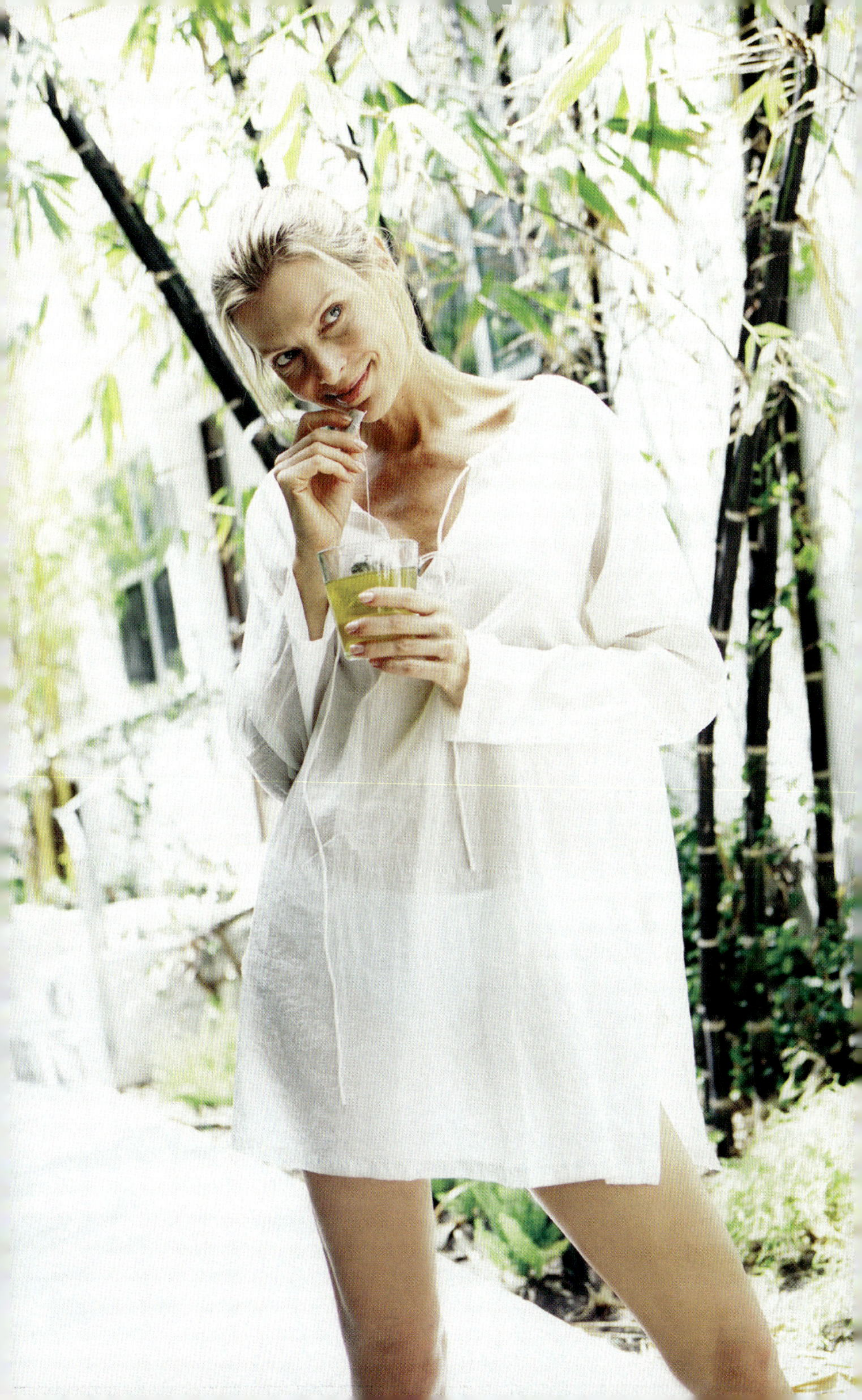

LEXIQUE

ADSORBER : retenir à la surface d'un solide.

ANALEPTIQUE : substance stimulant certaines fonctions physiologiques.

ANTIMALARIQUE : détruit les micro-organismes responsables du paludisme.

ANTIPYRÉTIQUE : fait baisser la fièvre.

ANTISPASMODIQUE : empêche les contractions musculaires involontaires.

ANTITUSSIF : calme la toux.

ANXIOLYTIQUE : lutte contre l'anxiété.

BACTÉRIOSTATIQUE : empêche la croissance des bactéries.

CARDIOTONIQUE : ralentit, renforce et régularise le rythme cardiaque.

CHOLAGOGUE : favorise l'évacuation de la bile.

CHOLÉRÉTIQUE : stimule la sécrétion biliaire.

DÉPURATIF : désintoxique l'organisme, stimule les organes d'élimination : foie, rein, intestin.

DIURÉTIQUE : augmente la sécrétion de l'urine.

EMPHYSÈME PULMONAIRE : distension des alvéoles avec destruction de leur paroi.

FONGISTATIQUE : empêche la croissance des champignons microscopiques pathogènes.

IATROGÈNE : qui est provoqué par le médecin. Une maladie iatrogène.

INTERFÉRON : protéine produite par un grand nombre de cellules dans l'organisme et ayant des propriétés anti-virales.

MACROPHAGES : cellules du sang douées du pouvoir de phagocytose, qui joue un rôle important dans l'immunité non spécifique.

MYALGIE : douleur musculaire.

NÉBULISAT : extrait de plante séché par vaporisation à chaud.

POLYNUCLÉAIRES : globules blancs caractérisés par un noyau plurilobé.

SIMPLE : plante médicinale.

SURRÉNALES : glandes situées au-dessus des reins. Elles sécrètent l'adrénaline et la cortisone. Ce sont les « glandes de la forme ».

SYMPATHIQUE : adjectif relatif au système nerveux ; c'est-à-dire le système nerveux autonome, divisé en orthosympathique (qui accélère le cœur, ralentit l'intestin) et parasympathique (qui ralentit le cœur et accélère l'intestin).

URICOLYTIQUE : diminue le taux d'urée dans le sang.

BIBLIOGRAPHIE

Bergeret C., Tétau M. : *Phytothérapie rénovée.* Maloine 1re édition, Paris, 1972.

Leclerc H. : *Précis de phytothérapie.* Masson, Paris, 1994.

Fauron R., Moatti R. : *Guide pratique de phytothérapie.* Maloine, Paris, 1984.

Tétau M. et Scimeca D. : *Phyto guide.* Hachette/Similia, Paris, 1997.

Tétau M. : *101 conseils pour se soigner par les plantes.* Hachette, Paris.

Valnet J. : *Phytothérapie.* Maloine, Paris, 1983.

Vial B. : *Botanique médicale.* Similia, Paris, 1998.